Breier, Gruber

# Fieberblasen, Herpes & Co.

1. Auflage 2012



ISBN 978-3-99052-015-4

Umschlag: Grafikbüro Lisa Hahsler, Deutsch-Wagram
Layout und Kern: Christine Dobretsberger, linea.art Wien
Umschlagfoto: www.pixelio.de: Karin Jähne (leicht verändert)
Projektbetreuung: Michael Hlatky, Hagen Schaub
Druck & Bindung: Ferdinand Berger & Söhne GmbH, 3580 Horn

Printed in Austria

Erkenntnisse in Medizin und Forschung unterliegen einem laufenden Wandel. Neue Erkenntnisse und klinische Erfahrungen führen immer wieder zu neuen Empfehlungen hinsichtlich Therapien, Medikationen, Indikationen, Kontraindikationen, Dosierungen und anderer therapeutischen Maßnahmen. Autoren und Verlag haben große Sorgfalt darauf verwandt, dass Angaben in diesem Werk dem Stand bei Herausgabe entsprachen. Für Angaben über Dosierungsanweisungen und Applikationsformen kann vom Verlag jedoch keine Gewähr übernommen werden. Jeder Benutzer ist angehalten, durch die sorgfältige Prüfung der Beipackzettel der verwendeten Präparate und gegebenenfalls durch Konsultation eines Spezialisten festzustellen, ob die dort gegebenen Empfehlungen für Dosierungen und Hinweise auf Indikationen und Kontraindikationen gegenüber Angaben in diesem Buch abweichen. Jede Dosierung oder Applikation erfolgt auf Verantwortung des Anwenders.

Aus Gründen der leichteren Lesbarkeit – vor allem in Hinblick auf die Vermeidung einer ausufernden Verwendung von Pronomen – haben wir uns dazu entschlossen, alle geschlechtsbezogenen Wörter nur in eingeschlechtlicher Form – der deutschen Sprache gemäß zumeist die männliche – zu verwenden. Selbstredend gelten alle Bezeichnungen gleichwertig für Frauen.

Univ.-Doz. Dr. med. Friedrich Breier
Dr. phil. Karin Gruber

# Fieberblasen, Herpes & Co.

ganzheits
medizin
wissenschaft
forschung

VERLAGSHAUS DER ÄRZTE

# Geleitwort

Dieses Buch wendet sich an interessierte Menschen, die entweder an einer Herpesinfektion erkrankt sind oder sich vor einer Herpesvirusinfektion schützen möchten. Es stellt einen gelungenen Versuch dar, dem Leser die Viren, und speziell die Herpesviren, näherzubringen.

Es war das Bestreben von Dr. Karin Gruber und Univ.-Doz. Dr. Friedrich Breier, über Erkrankungen, die durch Herpesviren verursacht werden – wie etwa die unterschiedlichen Formen von Fieberblasen und die Gürtelrose – ausführlich zu informieren.

Besonderes Augenmerk wurde dabei auf die Therapie und die Prävention dieser Erkrankungen gelegt. Die ganzheitsmedizinischen Behandlungsmethoden werden ausführlich dargestellt. Breiter Raum wird auch den Nahrungsergänzungsmitteln und den ätherischen Ölen in Prävention und Behandlung gewidmet.
Durch dieses Buch hat der Leser die Möglichkeit, sich gut verständlich über Erscheinungsformen, Prävention und Therapie von Herpesvirusinfektionen zu informieren.

*Univ.-Prof. Dr. Andreas Steiner*
*Vorstand der Abteilung für Haut- und Geschlechtskrankheiten*
*Krankenhaus Hietzing mit Neurologischem Zentrum Rosenhügel, Wien*

Wir bedanken uns herzlich bei allen, die mit Rat & Tat zum Zustandekommen dieses Buches beigetragen haben, insbesondere bei Univ.-Prof. Dr. Wolfgang Marktl, Dr. Friedrich Dellmour, Dr. Harald Chavanne, Mag. pharm. Andrea Zitz und Stefanie Tomasi.

*Karin Gruber* *Friedrich Breier*

# Vorwort

Herpesviren gehören zu den häufigsten Viren, die beim Menschen Beschwerden auslösen können. Herpes simplex Typ 1 zum Beispiel trägt fast jeder in sich. Viele Menschen bekommen trotzdem zeitlebens keine Fieberblasen, manche leiden aber sehr häufig darunter. Oft sind es kleine, nicht selten jedoch sehr ausgedehnte und schmerzhafte Bläschen und Hautveränderungen. Wie die meisten Herpesinfektionen sind Fieberblasen keine bedrohlichen Erkrankungen, können die Lebensqualität aber massiv beeinträchtigen.

Zur Hartnäckigkeit, mit der Herpesinfektionen als Fieberblasen, Genitalherpes oder Gürtelrose ausbrechen können, kommt eine Vielzahl von Beschwerden. Dies spiegelt sich in einer großen Vielfalt von Therapieansätzen. Wir haben einen Überblick über Zugänge der Schul- und Komplementärmedizin zusammengestellt und darüber hinaus unkonventionelle Verfahren aufgenommen, sofern diese keine nachteiligen Effekte erwarten lassen. Hausmittel und persönliche Erfahrungen wurden ebenfalls berücksichtigt. Ob eine Herpesinfektion ausbricht, hängt sehr stark von individuellen Faktoren ab. Daher kann es sinnvoll sein, unterschiedliche Therapiekonzepte in Erwägung zu ziehen und anzuwenden. Fieberblasen und andere wiederkehrende Herpesinfektionen müssen nicht als schicksalhaft angesehen werden. Man kann etwas dagegen tun.

Ein weiteres Ziel des Buches ist, das Verständnis für Herpeserkrankungen zu vertiefen, um aufzuzeigen, wann ärztliche Hilfe notwendig ist. Bei Genitalherpes und Gürtelrose sollte unbedingt ärztliche Betreuung in Anspruch genommen werden, um die pharmakologisch richtige Therapie einzuleiten. Eine entsprechende Behandlung kann auch das Wiederauftreten von Herpes-simplex-Infektionen hintanhalten.

Mimi Zeiger, eine amerikanische Lektorin für wissenschaftliche Literatur, hat einmal gefordert: „A paper has not to be perfect, it has to be clear!". Wir haben versucht, diesem Anspruch gerecht zu werden; wo es uns nicht gelungen ist, freuen wir uns über Anregungen aus dem Leserkreis.

*Karin Gruber* *Friedrich Breier*

# Inhalt

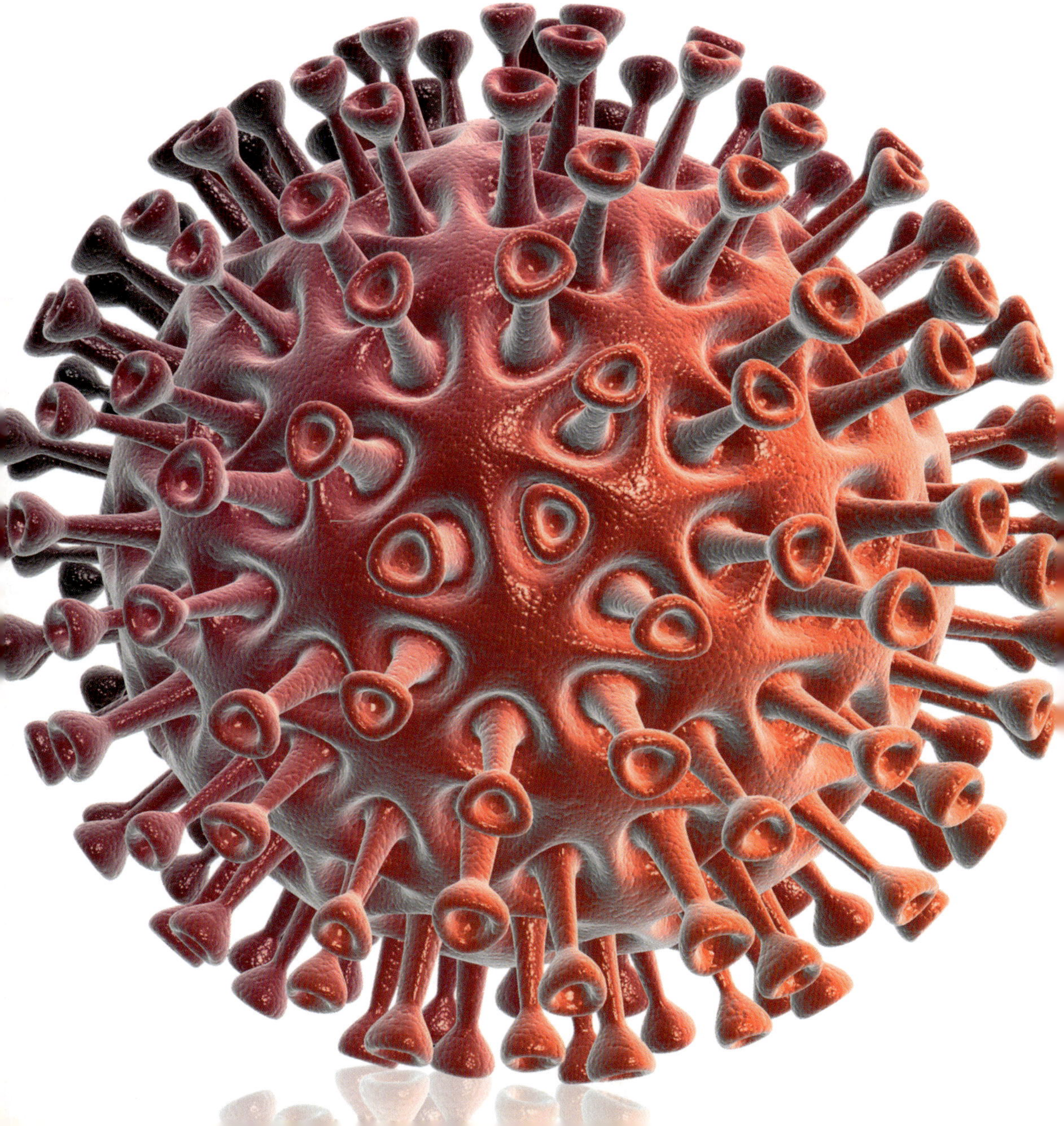

Fieberblasen

Genitalherpes

Gürtelrose

# Herpesviren

## Portrait einer alles andere als netten Virenfamilie

Von den „Überlebensstrategien“ der Viren generell über die speziellen Tricks der Herpesviren zu den Gegenmaßnahmen therapeutischer und präventiver Art unter Einbeziehung einer möglichst großen Vielfalt im Sinne eines ganzheitsmedizinischen Zugangs.

## Kleine Ursache – große Wirkung

Wesentlich kleiner als ein durchschnittliches Bakterium, sind Viren doch in der Lage, den Lauf der Geschichte zu verändern. Masern und Röteln haben die amerikanischen Ureinwohner dahingerafft, nachdem diese viralen Krankheitserreger von den europäischen Eroberern eingeschleppt worden waren. Zwischen 1918 und 1920 starben 25 bis 50 Millionen Menschen weltweit an der durch das Influenza-Virus verursachten „Spanischen Grippe". Seit den 1980er Jahren entvölkert das Aids-Virus ganze Landstriche in Afrika.

Dabei dürfen sich Viren noch nicht einmal zu den Lebewesen zählen. So vielfältig sie in Form und Funktion sein mögen, im Grunde genommen handelt es sich lediglich um genetisches Material mit einer mehr oder minder aufwändig konstruierten Hülle. Mit Lebewesen gemeinsam haben Viren zwar das Interesse, sich zu vermehren und zu verbreiten, allerdings fehlt ihnen die Ausrüstung dafür. Sie sind auf lebende Zellen – Wirtsorganismen also – angewiesen, die sie dann höchst effektiv in ihrem Sinn umprogrammieren, sodass diese Zellen ihren Biosyntheseapparat in den Dienst der Eindringlinge stellen.

Wie passen dann aber solche katastrophalen Ereignisse wie tödliche Epidemien ins Konzept? Gar nicht. Sie treten auch nur dann auf, wenn unglückliche Um-

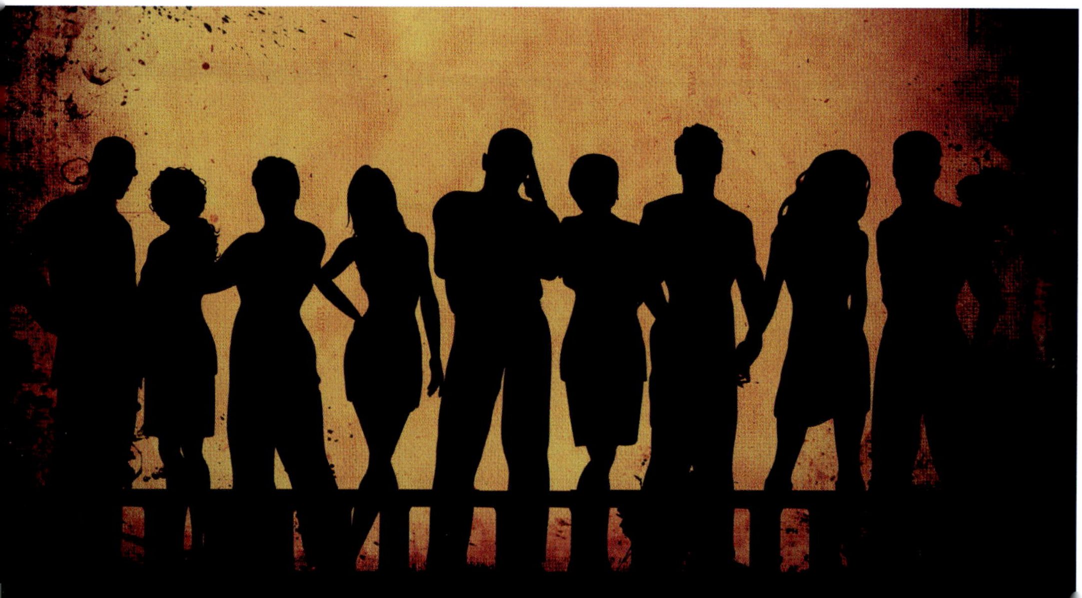

stände zusammentreffen. Für Menschen ebenso unglücklich wie für Viren, denn wenn der Mensch stirbt, gehen die Krankheitserreger mit zugrunde. Bei den amerikanischen Ureinwohnern war das Immunsystem völlig unvorbereitet auf die Erreger von Masern und Röteln, während sich Menschen und Viren in Europa während hunderten von Jahren aneinander gewöhnt hatten. Die Spanische Grippe verlief deshalb für so viele Menschen tödlich, weil die sich ständig verändernden Viren plötzlich eine besonders aggressive Form hervorgebracht hatten. Und Aids verläuft deshalb unbehandelt so desaströs, weil das HI-Virus erst vor kurzem den Menschen als Wirt „entdeckt" hat. Für Schimpansen, die ihm schon länger als Wirt dienen, stellt es keine größere Belastung dar.

Viren sind seit jeher Begleiter des Menschen so wie es die reiche Flora von Bakterien und Pilzen ist, die den menschlichen Körper als Lebensraum nutzt, ebenso wie es Viren in allen anderen Organismen inklusive Bakterien gibt. Woher sie kommen, ist nach wie vor ein Rätsel. Als wahrscheinlichste Erklärung gilt unter Wissenschaftern, dass Viren eine reduzierte Lebensform darstellen, die im Lauf der Zeit ihre Eigenständigkeit verloren haben.

Viele Viren bemerken wir gar nicht, viele können mit den Mitteln der modernen Medizin in Schach gehalten werden, manche können zumindest vorübergehend schwere Krankheiten auslösen. Meist spielt dabei der Zustand des Immunsystems eine Rolle, denn der Mensch besitzt eine natürliche Immunität gegen viele Arten von Viren. Und bei vielen Viren hinterlässt eine Infektion eine lebenslange Immunität.

## Virale Strategien zum „Überleben"

Der Ablauf einer Virusinfektion bewegt sich zwischen zwei Extremen. Auf der einen Seite kann sie damit enden, dass das Virus vollständig eliminiert wird und der Organismus immun dagegen wird (lytische Infektion). Das Virus vermehrt sich, die befallenen Zellen werden zerstört, das Immunsystem wehrt sich und gewinnt den immunologischen Kampf. Bei der nächsten Begegnung kommt es nur mehr zu wenig ausgeprägten Symptomen oder sie bleiben ganz aus. Ein Beispiel dafür sind die Grippeviren. Dass wir immer wieder an einer Grippe erkranken können, liegt meist nicht an der unzureichenden Leistung des Immunsystems, sondern an der raschen Wandelbarkeit des Virus, getrieben von Mutation und Selektion.

Als Strategie ist dies nicht ideal für ein Virus, weil es den Angriff nicht übersteht. Wesentlich vielversprechender ist da schon die Vorgangsweise mit der Option einer Latenzzeit. Das andere Extrem sind nämlich Viren, die sich nach einer ersten Ausbreitung im Körper bei Einsetzen einer Kontrolle durch das Immunsystem in Körperzellen zurückziehen, in einen latenten Zustand übergehen und sich so letztlich den Angriffen des Immunsystems entziehen. Die Vermehrung wird eingestellt, die intakten Gene des Virus werden entweder in das Genom des Wirtes integriert oder im Zellkern sicher „geparkt“. Herpesviren verharren dort als ringförmige DNA. Die Virusgene verhalten sich „ruhig“, in den Stoffwechsel der Zelle wird nicht eingegriffen, Symptome treten keine auf. Dieser Latenzzustand kann das ganze Leben (des Wirtes) andauern, kann aber auch unterbrochen werden. Das Virus kann durch verschiedenste Faktoren wieder reaktiviert werden, sich zu vermehren beginnen und erneut durch Symptome bemerkbar machen. Wie häufig es zu einer Reaktivierung kommt, wie und in welcher Schwere sie sich äußert, hängt von der Art des Virus ab, von seinem Rückzugsort und vom Immunstatus des Wirtes.

Ein Paradebeispiel ist Herpes simplex Typ I, jenes Virus, das immer wieder Fieberblasen hervorrufen kann. Sehr deutlich zeigt sich diese Vorgangsweise auch bei Varicella zoster, wo sich die Symptome bei der ersten Infektion und bei eventuell folgenden Ausbrüchen stark unterscheiden. Selbst wenn das Immunsystem die Vermehrung der Viren nicht verhindern kann, so begegnet der Körper dem Virus doch mit spezifischen Abwehrmechanismen. Die erste Infektion äußert sich als Schafblattern (Feuchtblattern, Windpocken), bricht das in Nervenzellen ruhende Virus neuerlich aus, entsteht eine Gürtelrose (Herpes zoster).

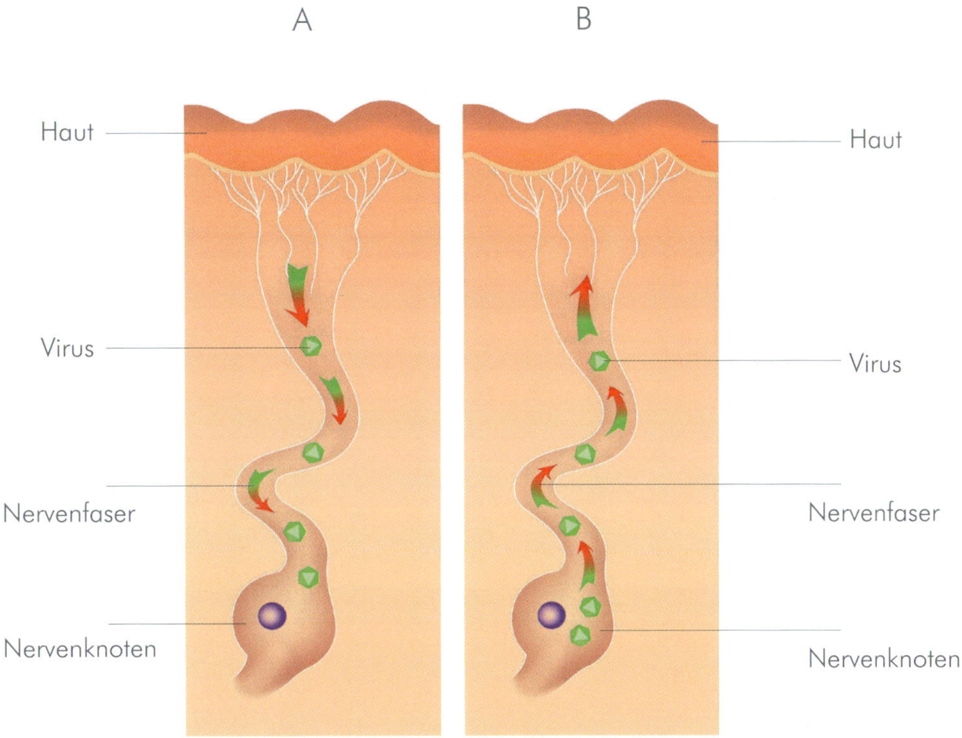


Herpesviren ziehen sich nach der ersten Infektion in Nervenzellen zurück und wandern in Nervenknoten (A). Dort verharren sie unbemerkt in einem Latenzzustand. Werden sie wieder aktiviert, beginnen sie sich zu vermehren, wandern zurück an die Hautoberfläche (B) und verursachen Symptome wie Fieberblasen, Genitalherpes oder Gürtelrose.

Diese „Überlebens"-Strategie von Viren ist sehr erfolgreich. Man geht davon aus, dass jeder Mensch solche Viren in sich trägt, die meisten davon völlig unbemerkt. Zeigt das Immunsystem Schwächen oder Lücken, setzt das Virus wieder

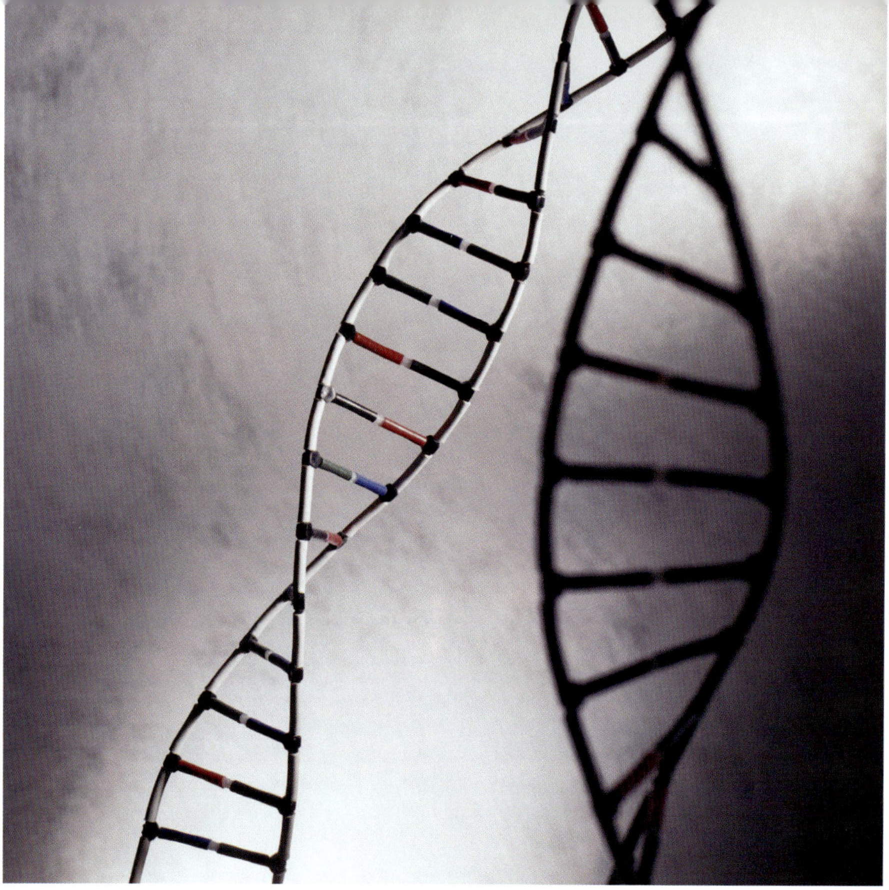

zur Vermehrung an. Auslöser kommen da sehr viele in Frage. Alltägliche Faktoren wie fortgeschrittenes Alter, Schwangerschaft oder an sich banale Erkrankungen, die das Immunsystem in Anspruch nehmen; seltenere und schwerwiegende wie die Unterdrückung des Immunsystems im Zuge einer Krebsbehandlung oder nach einer Transplantation, wonach immunitätsunterdrückende Medikamente eingenommen werden müssen, damit das fremde Gewebe nicht abgestoßen wird.

Eine weitere „Überlebens"-Strategie von Viren sei hier noch erwähnt, die auf den ersten Blick perfekt erscheinen könnte, im Endeffekt aber völlig misslungen ist. Sogenannte Onkoviren können die befallenen Zellen – und damit auch die Virusgene – „unsterblich" machen. Allerdings hat die „Unsterblichkeit" von Zellen für den Gesamtorganismus höchst fatale Folgen, nämlich bösartige Tumore, also Krebs. Manche Herpesviren haben ein solches krebserregendes Potenzial, nämlich jene, die zur Untergruppe der Gamma-Herpesviren gehören.

### Viren und ihre Vermehrung

Die Vermehrung läuft bei allen Viren nach einem bestimmten Muster ab. Das Virus dockt an eine Wirtszelle an, meist an Schleimhautzellen der Atemwege, des Verdauungstrakts oder der Geschlechtsorgane. Dabei dienen verschiedene Oberflächenmoleküle der Zellen als Anker. Nachdem das Virus sich Eintritt in die Zellen verschafft hat, werden seine Gene freigesetzt. Nun beginnt die Vermehrung der Gene und der Virusproteine, die zum Beispiel für die Hülle gebraucht werden, unter Verwendung des Biosyntheseapparats, der Enzyme und biochemischen Bausteine der Wirtszelle. Schließlich werden die neuen Viren zusammengesetzt und aus der Zelle entlassen, wobei diese zerstört wird.

## Herpes – keine nette Virenfamilie

Obwohl Viren gar nicht zu den Lebewesen zählen, werden sie doch in Familien eingeteilt. Eine davon ist die Familie der Herpesviren, die bei Tieren und beim Menschen weit verbreitet sind. Mehr noch – Infektionen mit Viren aus der Herpesfamilie gehören zu den häufigsten Virusinfektionen des Menschen überhaupt. Es handelt sich also um „alte Bekannte“, denen der Mensch seit Urzeiten als Wirt beziehungsweise Vermehrungsplattform dient.

Die Virusarten der Herpesfamilie verursachen sehr verschiedene Symptome und Erkrankungen, sind aber alle gleich aufgebaut. Sie gehören zu den größten und komplexesten Viren. Der Kern besteht aus faserartigem Protein, um das sich die linear angeordneten Gene winden. Er wird von einem Kapsid umschlossen, das aus 162 Protein-Bausteinen aufgebaut ist. Das Kapsid bildet ein Ikosaeder, also einen zwanzigflächigen Körper. Dieses Kapsid liegt eingebettet in einer amorphen Proteinmatrix, die wiederum von einer Hülle aus Glykoproteinen umgeben ist. Diese mit einem Zuckeranteil versehenen Proteine sind unter anderem für das Andocken an den Zielzellen des Virus zuständig. Die im Zuge der Immunantwort auf das Virus vom Wirtsorganismus gebildeten Antikörper richten sich gegen diese Hüllproteine.

Im Elektronenmikroskop sind Herpesviren gut zu erkennen, jedoch nicht gut voneinander zu unterscheiden. Dazu sind andere Analysemethoden notwendig, etwa biochemische oder serologische Tests. Dabei handelt es sich um Verfahren, die auf der Analyse der biologischen Wirksamkeit der Viren beruhen beziehungsweise auf den Eigenschaften der Antikörper, die gegen das Virus gebildet werden.

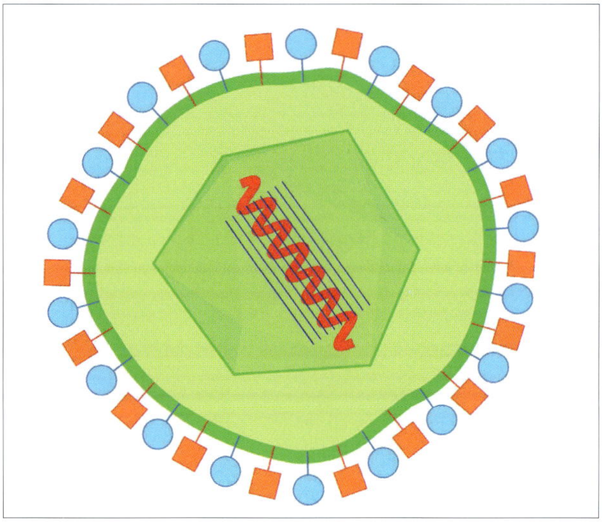

Der Kern von Herpesviren besteht aus faserartigem Protein, um das sich das genetische Material, also die DNA des Virus, windet. Der Kern wird von einem zwanzigflächigen Würfel (Ikosaeder) umschlossen, der wiederum in eine amorphe Proteinmatrix eingebettet ist. Die äußere Hülle wird aus Proteinen gebildet, die unter anderem für das Andocken an Körperzellen verantwortlich sind.

Herpesviren nutzen die Schleimhäute im Mund-, Nasen- und Genitalbereich als Eintrittspforte, können aber auch über Hautverletzungen zum Beispiel in den Körper gelangen. Selten sind Infektionen ungeborener Kinder über die Plazenta. Herpesviren beschränken sich dann aber nicht auf eine Vermehrung im Bereich ihrer Eintrittspforte, wie es etwa die Schnupfenviren tun, sondern dringen weiter in den Körper vor. Bei chronisch kranken und/oder stark immungeschwächten Menschen kann es vorkommen, dass sie ins Blut gelangen und in der Folge schwerwiegende und weitreichende Erkrankungen verursachen.

Die auffälligste Gemeinsamkeit der Herpesviren ist, dass sie nach der Infektion lebenslang in ihrem Wirt verbleiben. Sie ziehen sich nach der ersten Vermehrung in Hautzellen und Zellen der Lymphknoten in Nervenzellen zurück, gehen in einen latenten Zustand über, wobei sich das lineare Genom zu einem Ring schließt, und bilden dort ein Reservoir. Ob und in welcher Form es zu einem Ausbruch (Reaktivierung, Rezidiv) kommt, hängt von der Art des Virus, vom Rückzugsort, von unter Umständen individuell sehr unterschiedlichen externen Auslösern und vom Zustand des Immunsystems des Wirtes ab.

Histologische Aufnahme eines Herpesbläschens.
Die Bläschen bilden sich in der obersten Hautschichte.

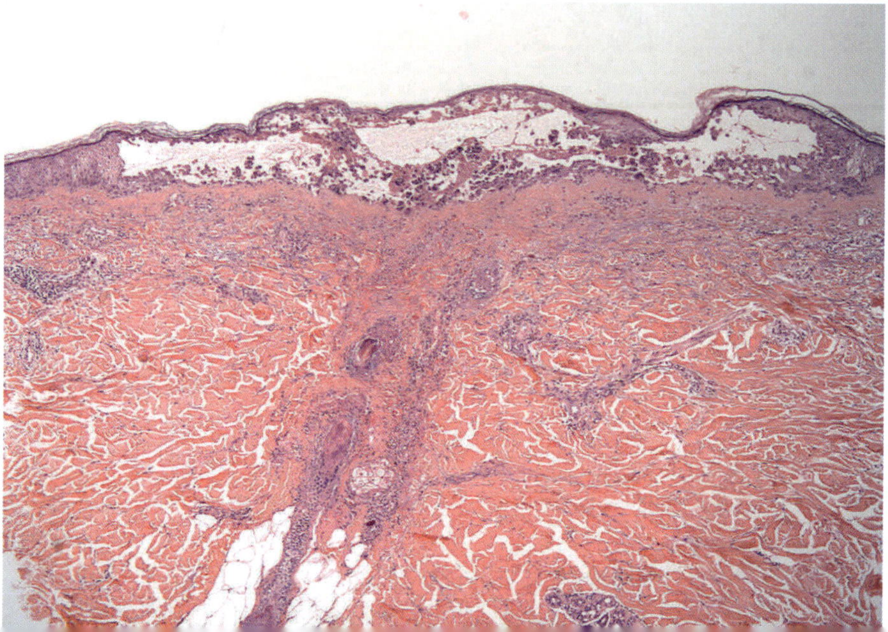

## Humane Herpesviren

| | | Primärinfektion | Reaktivierung |
|---|---|---|---|
| Virus | Unter-familie | Typische Erkrankung/ Symptome | Typische Erkrankung/ Symptome |
| Herpes simplex Typ 1 | α | Rachenentzündung; Mundfäule (v. a. bei Kleinkindern); schwere Rachenentzündung (Pharyngitis, v.a. bei Erwachsenen) | Fieberblasen (Herpes labialis) |
| Herpes simplex Typ 2 | α | Genitalherpes (Herpes genitalis) | Genitalherpes (Herpes genitalis) |
| Varicella zoster | α | Windpocken/Feuchtblattern (Varizellen) | Gürtelrose (Herpes zoster) |
| Zytomegalievirus * | β | Speicheldrüsen-Viruskrankheit (Zytomegalie; bei Neugeborenen) | Lungenentzündung (bei schwer gestörtem Immunsystem) |
| Humanes Herpesvirus 6 | β | Dreitagefieber | |
| Humanes Herpesvirus 7 | β | Fieber mit vorübergehendem Hautausschlag (Exanthem) | |
| Epstein-Barr-Virus | γ | Pfeiffersches Drüsenfieber (Mononukleose**) | Mononukleose-artiger Hautausschlag |
| Humanes Herpesvirus 8 | γ | Kaposi-Sarkom *** (bei schwer gestörtem Immunsystem) | |

* Bei ansonsten gesunden Personen geht eine Infektion im Allgemeinen ohne Symptome vorbei.
** Als Mononukleose wird eine durch Viren hervorgerufene Infektion mit Hautausschlag bezeichnet, auch als Studentenkusskrankheit bekannt.
*** Derzeit wird diskutiert, ob das Kaposi-Sarkom tatsächlich durch Herpesviren verursacht wird. Bekannt wurde das Kaposi-Sarkom vor allem als Begleiterkrankung von Aids. In Mittelmehrländern kommt es gehäuft (endemisch) vor.

## Jede Menge Gegenstrategien

Es gibt Medikamente, die spezifisch gegen Viren wirken und zur Behandlung und Vorbeugung von Virusinfektionen eingesetzt werden. Diese sogenannten Virostatika zielen zumeist auf die mit der Vermehrung der Viren in Zusammenhang stehenden Prozesse ab, das heißt, auf Vorgänge, die sich innerhalb der Zellen des Wirtsorganismus abspielen. Dementsprechend schwierig ist es, hier einzugreifen, ohne auch den Wirt, also den Menschen, zu schädigen. Dennoch stehen einige gut wirksame antivirale Medikamente zur Verfügung, von denen einzelne sehr virusspezifisch sind. Der Begriff Virostatika wird manchmal für alle virushemmenden Wirkstoffe verwendet. In der Folge wird er in einem engeren Sinn gebraucht und umfasst jene Medikamente, die in den Vermehrungszyklus eingreifen, wie Aciclovir, Valaciclovir, Famciclovir und Brivudin.

Ein Merkmal medikamentöser Therapien gegen Viren ist, dass sie in der Vermehrungsphase der Viren beziehungsweise am Beginn einer Infektion am effektivsten sind. Damit kann der zeitliche Rahmen für einen sinnvollen Einsatz von Virostatika relativ eng sein. Des Weiteren ist zu beachten, dass es bei Viren so wie bei Bakterien zur Entstehung resistenter Stämme kommen kann. Der übermäßige oder nicht sachgemäße Einsatz von Virostatika – sei es „lokal" als Salbe oder „systemisch", also innerhalb des Körpers wirkend, zum Einnehmen oder als Infusion – erzeugt einen Selektionsdruck, der in Richtung resistenter Stämme wirkt.

Bei der Behandlung von Infektionskrankheiten sind je nach Erreger grundsätzlich zwei verschiedene Arten von Wirkstoffen zu unterscheiden.

- **Virostatika:** Wirkstoffe, die sich gegen – im Allgemeinen im Inneren von Körperzellen befindliche – Viren richten, indem sie zum Beispiel die Vermehrung der Virusgene oder die Bildung von Hüllproteinen des Virus verhindern.
- **Antibiotika:** Wirkstoffe, die sich gegen – im Allgemeinen außerhalb von Körperzellen befindliche – Bakterien richten, indem sie Stoffwechsel oder Vermehrung der Mikroorganismen blockieren.

Die wirksamste Methode, Menschen vor gefährlichen Virusinfektionen zu bewahren, sind Schutzimpfungen (aktive Immunisierung). Damit konnten spektakuläre Erfolge erzielt werden, wie die nahezu vollständige Ausrottung des Pocken- und des Polio-Virus. Dies ist allerdings nur dann möglich, wenn der Impfschutz sehr lange anhält und der Mensch der einzige Wirt ist. Wenn sich die Viren in ein Tierreservoir zurückziehen können, wie zum Beispiel das Influenza-Virus, das zwischen Menschen und Tieren wie z.B. Schweinen und Hühnern „pendelt", werden immer wieder neue Varianten auftreten. Bei der Impfung wiederum gibt es ebenfalls zwei grundlegende Ansätze.

- **Aktive Immunisierung (Schutzimpfung):** Abgeschwächte, inaktivierte Viren oder Teile des Virus werden in den Körper gebracht, um das Immunsystem zur Bildung einer spezifischen Immunität mit Langzeitwirkung anzuregen. Antikörper sind ein wesentlicher Teil dieser Immunantwort.

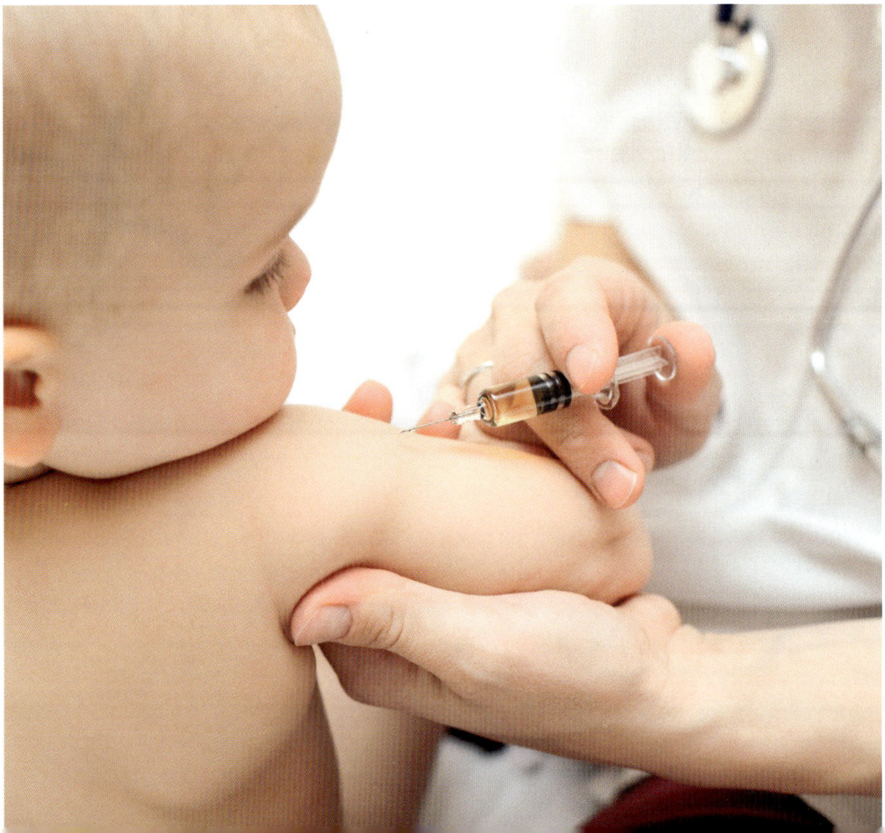

- **Passive Immunisierung (therapeutische Impfung):** Verabreichung von Antikörpern gegen ein Virus oder anderen bakteriellen Erreger als relativ kurzfristiger Schutz gegen eben diesen oder als Unterstützung des Körpers bei der Bekämpfung einer Infektion.

Gegen Varicella zoster gibt es eine Schutzimpfung. Kinder und natürlich auch Erwachsene, was besonders Frauen im gebärfähigen Alter betrifft, können damit vor Schafblattern (Feuchtblattern, Windpocken) geschützt werden. Für Personen ab 50 gibt es eine spezielle Schutzimpfung gegen Herpes zoster, die darüber hinaus die Wahrscheinlichkeit, eine Post-Zoster-Neuralgie zu entwickeln, verringert.

Gegen Herpes simplex und damit Fieberblasen sowie Genitalherpes hingegen gibt es noch keine Impfung. Das hat mehrere Gründe. Unter anderem liegt es daran, dass sich Herpes simplex sehr rasch in die Nervenzellen beziehungsweise Ganglien zurückzieht, wo das Immunsystem praktisch keinen Zugriff hat. Weiters sind die immunologischen Schutzmechanismen gegen Herpes simplex noch nicht vollständig aufgeklärt. So weiß man zum Beispiel nicht, warum das Virus auch bei Personen mit einem im Prinzip intakten Immunsystem aus der latenten Phase wieder reaktiviert werden kann. Schließlich hat Herpes simplex Mechanismen auf mehreren Ebenen entwickelt, um dem menschlichen Immunsystem zu entkommen. Trotz dieser Schwierigkeiten wird an der Entwicklung von Impfstoffen gegen Herpes simplex gearbeitet. Zumindest was Typ 2 betrifft, so gibt es einige ermutigende Forschungsergebnisse, die in Tierversuchen bestätigt werden konnten.

Es wird aber nicht nur an Impfstoffen gearbeitet, sondern unter anderem an der Entwicklung neuer immunmodulierender Substanzen, um das Immunsystem bei der Abwehr der Viren zu unterstützen.

Herpesviren können sich aber auch als sehr nützlich erweisen. Aufbauend auf ihren speziellen Fähigkeiten, in Körperzellen einzudringen, wird nämlich an ihrem Einsatz als Therapeutikum beziehungsweise Transportvehikel für Therapeutika gearbeitet. Dabei sollen Gene in die Zellen transportiert werden, die für einen Heilungseffekt sorgen sollen. Unter anderem geht es dabei darum, Krebszellen auf diesem Weg gezielt zu zerstören.

## Jenseits von Impfung und Virostatika

Impfung und Virostatika sind bei weitem nicht die einzigen Optionen, wenn es um die Behandlung von Infektionen mit Herpesviren geht. Es gibt ein sehr breites Spektrum von Wirkstoffen und Methoden, um gegen die Viren und die dadurch verursachten Beschwerden vorzugehen. Im Blickpunkt dieses Buches stehen Herpes simplex Typ 1 und Typ 2 sowie Varicella zoster, wobei wiederum Fieberblasen, Genitalherpes und Gürtelrose/Gesichtsrose und die dagegen eingesetzten Mittel die größte Rolle spielen.

Besonders groß ist die Vielfalt, wenn es um Fieberblasen geht, also die häufigste Manifestation einer Reaktivierung von Herpes simplex Typ 1. Darin spiegelt sich nicht nur die große Zahl der Betroffenen, sondern auch das Ausmaß der häufig beträchtlichen Einschränkung der Lebensqualität und schließlich die Schwierigkeit, dieses Virus „in den Griff zu bekommen". Diese Vielfalt von therapeutischen Ansätzen hat aus mehreren Gründen ihre Berechtigung.

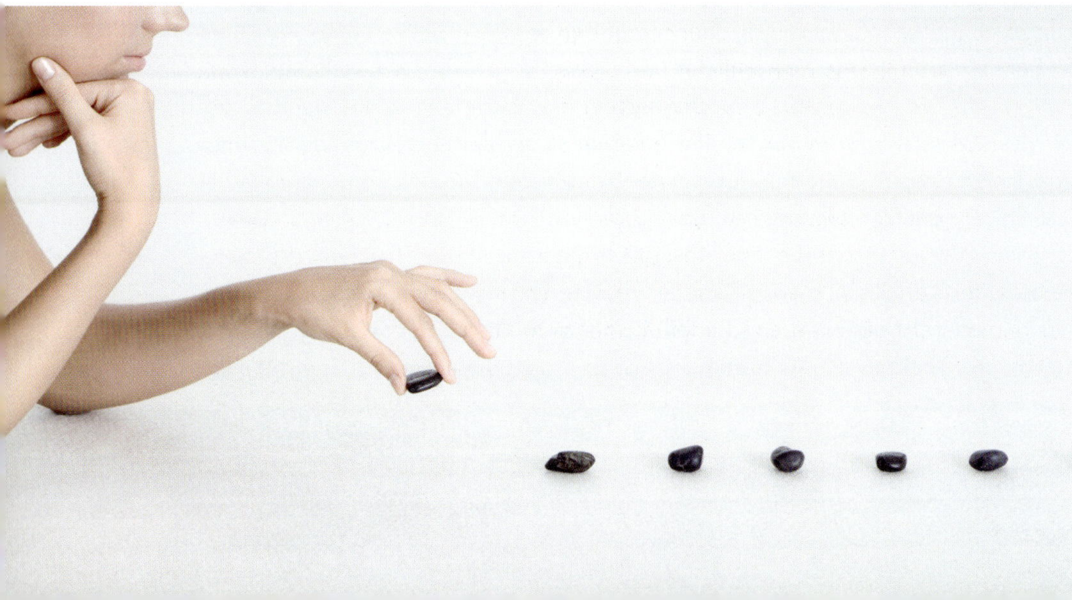

Zum einen geht es bei jeder therapeutischen Handlung um die Verhältnismäßigkeit. Eine Therapie muss immer angemessen sein. Es wäre nicht sinnvoll, einige hin und wieder auftretende Fieberblasen sofort mit Infusionen von Virostatika zu behandeln. Angemessen kann hier der lokale Einsatz von Virostatika sein, also Salben oder Cremes. Allerdings ist das Zeitfenster für einen sinnvollen Einsatz wie oben erwähnt relativ klein. Man muss das Virus in der Vermehrungsphase „treffen“. Das heißt, auch wenn Virostatika hochwirksame, durch klinische Studien überprüfte und von den Gesundheitsbehörden zugelassene Arzneimittel sind, so stellen sie doch nicht die einzig sinnvolle Therapieoption bei Fieberblasen dar.

Zum anderen geht es bei therapeutischen Handlungen im Allgemeinen um ein Eingreifen in Zusammenhänge, die nicht nur aus einem einzigen Problem mit einer einzigen möglichen Gegenmaßnahme bestehen. Das gilt für sehr viele Erkrankungen, Ausbrüche von Herpesviren gehören zu jenen, bei denen es ganz besonders zutrifft. Der kausale Zusammenhang Virus – Befall und Zerstörung von Zellen – Symptome – Beschwerden erscheint auf den ersten Blick einfach. Aber schon die Frage, warum nicht alle mit Herpes simplex Typ 1 infizierten Personen überhaupt Symptome entwickeln, kann bis heute nicht vollständig beantwortet werden. Wir wissen nur, dass es so ist. Dasselbe gilt für die Frage, wer, warum, wann und wie oft Fieberblasen bekommt. Wir wissen, dass das Immunsystem beteiligt ist und dabei eine Menge individueller Faktoren mitspielen, kennen vielleicht sogar den Auslöser, UV-Exposition, Erkältungen oder auch andere. Den Hergang im Detail können wir aber nur in den seltensten Fällen rekonstruieren. Nebenbei gesagt: Das menschliche Immunsystem gilt als die zweitkomplexeste biologische Struktur dieser Welt, übertroffen nur vom Nervensystem und Großhirn des Menschen. Und das spielt wieder bei einem weiteren wichtigen Auslöser von Fieberblasen, nämlich Stress, eine große Rolle. Man hat es also mit sehr vielschichtigen Interaktionen von hochkomplexen biologischen Systemen zu tun. Zudem leiden Menschen schon wesentlich länger an Herpesinfektionen, als es Virostatika gibt. Viele therapeutische Ansätze haben ihre Wurzeln in vielfach bestätigten Erfahrungswerten, die teilweise sehr lange zurückreichen.

Beschrieben wurden die charakteristischen Hautveränderungen durch Herpesviren schon durch die ersten Ärzte, von denen Überlieferungen vorliegen, etwa Hippokrates, Herodot oder Galen. Die Bezeichnung „Herpes" selbst leitet sich aus dem Griechischen her, wo „herpein" „kriechen" bedeutet. „Zoster" ist ebenfalls griechischen Ursprungs und bedeutet „Gürtel". Der Zusammenhang zwischen Herpes und den Erscheinungsformen im Genitalbereich wurde im 18. Jahrhundert durch den Arzt John Astruc am Hof Ludwigs XIV. erkannt, der unter anderem für die Erfassung von Krankheiten der Pariser Prostituierten zuständig war. Ende des 19. Jahrhunderts wurde die gemeinsame Ursache von Schafblattern und Herpes zoster entdeckt. In den 70er Jahren des 20. Jahrhunderts schließlich wurde mit der Entwicklung molekularer Analysemethoden auch die Identifizierung der beiden Viren Herpes simplex Typ 1 und Typ 2 sowie die Zuordnung zu vorwiegend Fieberblasen beziehungsweise Genitalherpes möglich.
Der Ursprung der Viren selbst dürfte Millionen Jahre zurückliegen. Vergleichende Analysen auf molekularer Ebene weisen auf einen gemeinsamen „Ahnen" hin. Dieses „Urherpesvirus" dürfte sich Vorfahren des Menschen als Wirt ausgesucht haben und sich in der Folge mit Primaten und später Menschen gemeinsam entwickelt haben.

## Spektrum therapeutischer Ansätze

Die Bandbreite der therapeutischen Ansätze bei Herpes simplex reicht von konventionellen pharmazeutischen Wirkstoffen über Phytotherapeutika bis zu Nahrungsergänzungsmitteln – Aminosäure Lysin, Spurenelemente und Vitamine – über regulatorische Ansätze wie Akupunktur oder Homöopathie bis zu Hypnose und Lasertherapie. Wenn es um die besonders mit Herpes zoster einhergehenden Schmerzen geht, kommt noch eine Reihe weiterer Ansätze dazu. Mit der Ausnahme von Virostatika werden keine detaillierten Angaben zur Dosierung der Wirkstoffe gemacht, da diese je nach Präparat und Hersteller schwanken kann. Es empfiehlt sich, Rücksprache mit Arzt oder Apotheker zu halten.

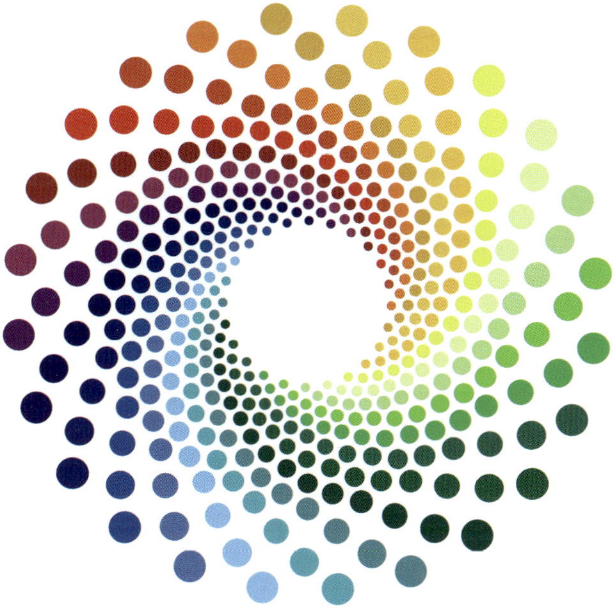

Nicht alle diese therapeutischen Ansätze bewegen sich im Rahmen einer Medizin, die einem streng naturwissenschaftlichen Weltbild folgt und Nachweise der Wirksamkeit nach exakt definierten Kriterien einschließt, die im Rahmen wissenschaftlicher Studien zu erbringen sind. Sie sind teilweise anderen Medizinsystemen zuzuordnen, wie die Homöopathie. Sie stellen teilweise auch andere Ansprüche, wie Nahrungsergänzungsmittel. Und sie beruhen teilweise auf individuellen Erfahrungen.

Jegliche Mittel, die gegen eine Erkrankung eingesetzt werden, können bis auf ganz wenige Ausnahmen keinen Anspruch auf eine 100-prozentige Wirksamkeit erheben. Es kann immer vorkommen, dass jemand auf eine Therapie nicht anspricht. Als zentrales Kriterium bei jedem Versuch, eine Krankheit zu bekämpfen, gilt daher, dass möglichst kein Schaden für den Betroffenen entsteht und dass sich Nebenwirkungen in einem tolerierbaren Rahmen bewegen.

Die in dieses Buch aufgenommenen therapeutischen Ansätze lassen sich je nach rechtlichen Rahmenbedingungen, Art der Prüfung und Zulassungsverfahren verschiedenen Kategorien zuordnen.

- Pharmazeutische Wirkstoffe/Arzneimittel (z.B. Virostatika). Arzneimittel sind definierte Substanzen oder Zubereitungen, die laut gesetzlicher Definition unter anderem dazu dienen, Krankheiten zu heilen, zu lindern oder zu verhüten beziehungsweise Krankheitserreger unschädlich zu machen. Arzneimittel dürfen nur „in Verkehr" gebracht werden, wenn sie durch die Gesundheitsbehörden zugelassen wurden. Alles in allem muss dafür der Beweis erbracht werden, dass der zu erwartende Nutzen die zu erwartenden Nebenwirkungen übersteigt. Dieser Beweis muss den Gesundheitsbehörden durch umfangreiche Daten aus pharmazeutischen Untersuchungen, präklinischen und klinischen Studien vorgelegt werden. Die Entwicklung eines neuen Arzneimittels dauert im Schnitt 10 bis 12 Jahre.

- Phytotherapeutika/Phytopharmaka (z. B. Melisse, Salbei). Die Behandlung von Krankheiten mit pflanzlichen Arzneimitteln wird als Phytotherapie bezeichnet. Laut der Österreichischen Gesellschaft für Phytotherapie stützt sie sich auf naturwissenschaftliche Grundlagen, fußt aber in der Volksmedizin mit ihrer langen Tradition im Umgang mit der heilenden Wirkung von Pflanzen. Jahrtausendelang wurden Erfahrungswerte über die Wirksamkeit von Pflanzen und daraus hergestellten Zubereitungen gesammelt. Die moderne Phytotherapie nutzt die Heilkräfte von Pflanzen in genau kontrollierten Arzneimitteln. Dabei gelten einige wichtige Grundsätze. Die Wirkung beruht auf bestimmten pflanzlichen Inhaltsstoffen; sie ist von der Dosis abhängig; pflanzliche Arzneimittel sind immer Gemische aus vielen Substanzen; ihre Qualität ist mit medizinisch-naturwissenschaftlichen Methoden überprüfbar. Die Therapie mit ätherischen Ölen (Aromatherapie) wird zur Phytotherapie gezählt.

- Komplementärmedizinische Verfahren. Darunter werden Behandlungsmethoden verstanden, die ergänzend zur Schulmedizin eingesetzt werden. Dazu gehören die verschiedensten therapeutischen Verfahren, die teilweise aus der europäischen Tradition stammen, wie die Homöopathie, und teilweise aus anderen Medizinsystemen wie die Akupunktur mit ihren Wurzeln in der Traditionellen Chinesischen Medizin. Ein Teil dieser Methoden wird offiziell von der Österreichischen Ärztekammer anerkannt, etwa Homöopathie oder Akupunktur. Komplementärmedizinische Verfahren gehen häufig von einer ganzheitlichen Betrachtung des Menschen aus. Ein wesentliches Element der Therapien ist die Aktivierung der Selbstheilungskräfte des Menschen. Bei manchen dieser Methoden lässt sich mit den derzeit zur Verfügung stehenden Methoden kein plausibler Wirkmechanismus feststellen – zumindest nicht nach konventionellen, naturwissenschaftlichen Kriterien. Nichtsdestoweniger müssen auch komplementäre Methoden evaluiert werden, um Qualität und Sicherheit zu gewährleisten.

- Nahrungsergänzungsmittel (z. B. Lysin, Zink, Selen, Vitamin B). Dabei handelt es sich laut Gesetz um „Lebensmittel, die dazu bestimmt sind, die normale Ernährung zu ergänzen". Es handelt sich um Konzentrate, die eine ernährungsspezifische oder physiologische Wirkung zeigen. Sie werden „dosiert" in Verkehr gebracht. „Dosiert" kann zum Beispiel heißen, dass sie als Kapseln oder Tabletten, als Pulverbeutel oder Fläschchen zur Verfügung stehen. Die Vorschriften zur Kennzeichnung von Nahrungsergänzungsmitteln und zur Verwendung der chemischen Formen von Vitaminen und Mineralstoffen zu deren Herstellung sind in der EU einheitlich geregelt. Nahrungsergänzungsmittel können sehr verschiedene Nährstoffe und andere Zutaten enthalten, eben Vitamine und Mineralstoffe, aber auch Aminosäuren, essenzielle Fettsäuren, Pflanzen oder Kräuterextrakte. Es ist mitunter mit beträchtlichen Schwierigkeiten verbunden, Nahrungsergänzungsmittel von Arzneimitteln abzugrenzen, die sie der Definition nach nicht sind. Eine große Herausforderung bei der Herstellung von Nahrungsergänzungsmitteln ist die Bioverfügbarkeit, da viele bioaktive Substanzen ihre volle Wirksamkeit vor allem in Gegenwart anderer Inhaltsstoffe des Ursprungsprodukts entfalten. Nicht zuletzt aus diesem Grund sind Kombinationspräparate häufig.

## Ganzheitsmedizin

Die Ganzheitsmedizin geht von einer „ganzheitlichen" Sichtweise des Menschen aus und versucht, alle körperlichen, psychischen und geistigen Bereiche des Menschen in Gesundheit und Krankheit zu berücksichtigen – wie es auch die Wiener Internationale Akademie für Ganzheitsmedizin (GAMED) formuliert – und ihnen gerecht zu werden. Damit ist es eine Grundlage komplementärer Methoden, bei der Diagnose und der Therapie von Krankheiten auf die individuelle Situation und das subjektive Empfinden des Patienten einzugehen. Abgesehen von der Heilung von Krankheiten und Dysfunktionen ist es ein Ziel dieser Methoden, durch regulative und informative Prozesse die Selbstheilungskräfte im Menschen anzuregen, um die Gesundheit zu fördern und zu stärken. Dabei spricht man auch von Salutogenese.

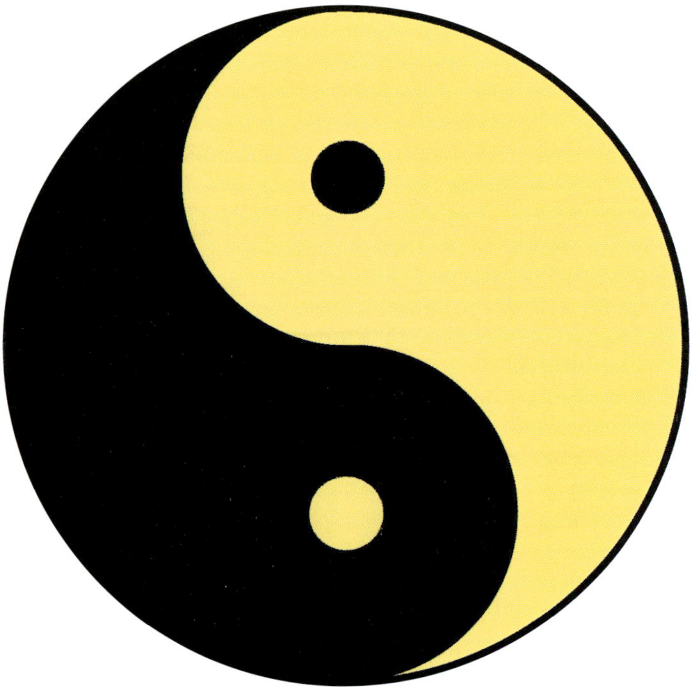

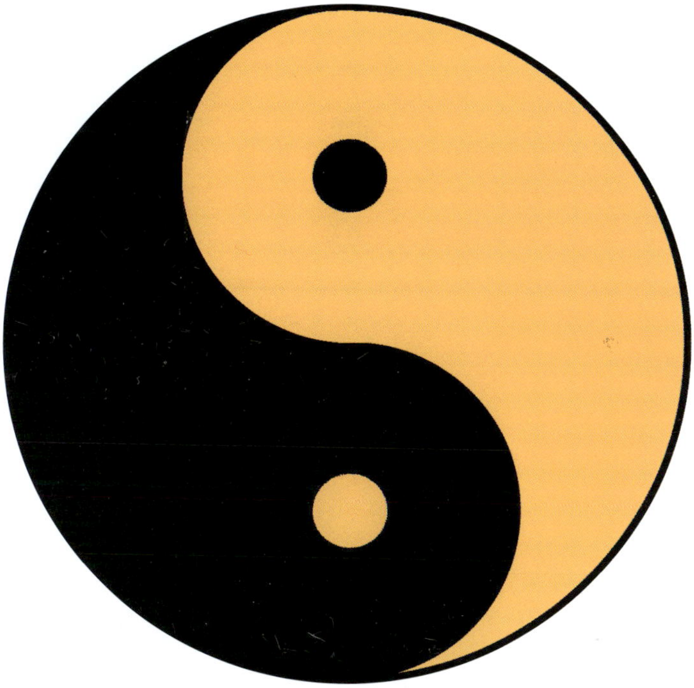

Wesentliche Vertreter der Ganzheitsmedizin verstehen diese Richtung nicht als der Schulmedizin entgegengesetzt oder zwangsweise widersprechend. Bei der „Integrativen Medizin" – die von der GAMED vertreten wird – geht es darum, bestimmte ganzheitliche diagnostische und therapeutische Methoden ergänzend zur Schulmedizin anzuwenden und die Vorteile „komplementärer" und „klassischer" beziehungsweise „konventioneller" medizinischer Verfahren miteinander zu kombinieren. Daher wird auf den Begriff „Alternativmedizin" verzichtet, weil damit letztlich auch eine Unvereinbarkeit signalisiert wird, die dem über allem stehenden Ziel – der Gesundheit des Menschen im Sinn des bio-psycho-sozialen Modells – nicht dient.

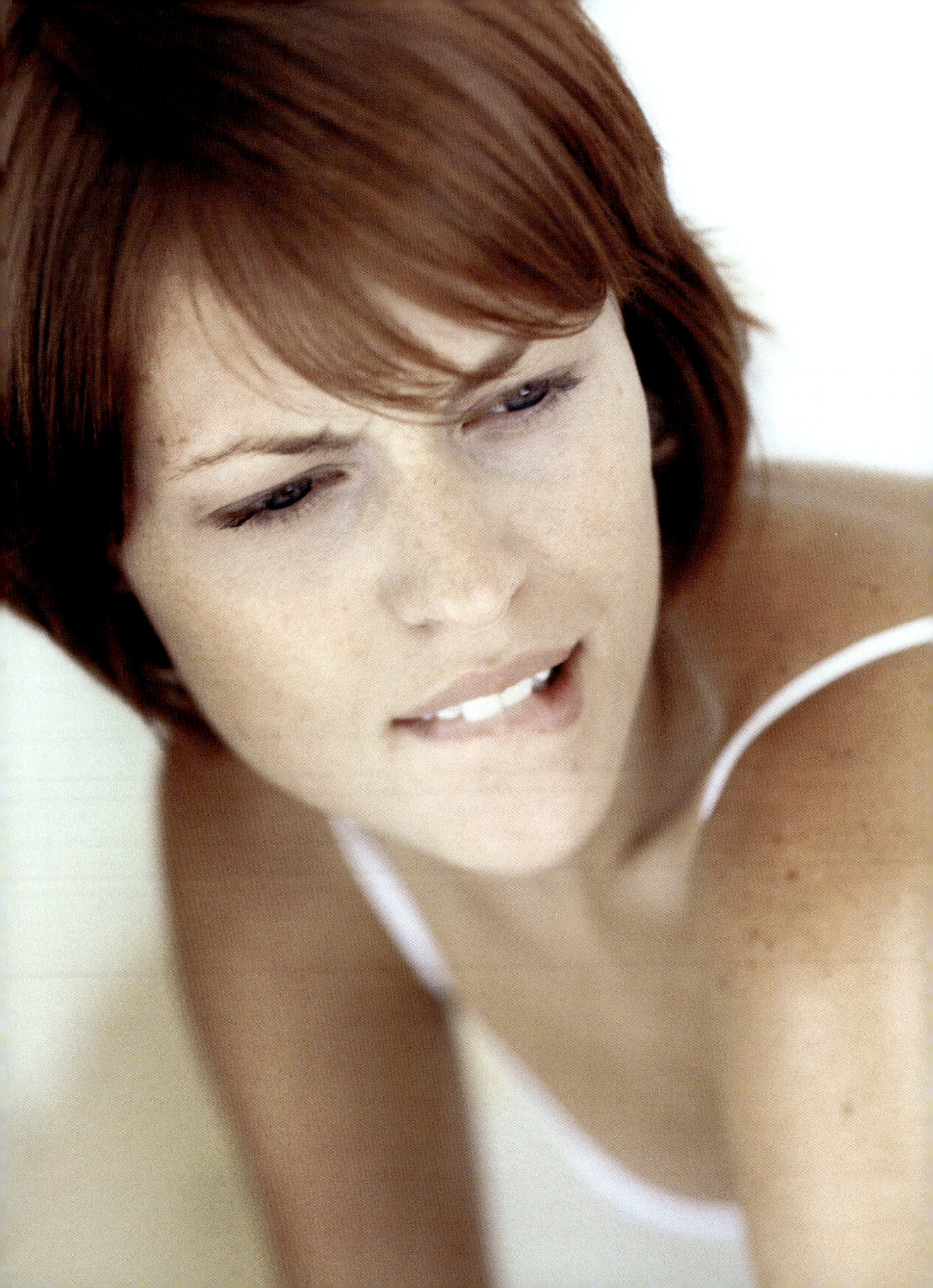

Fieberblasen

Gingivostomatitis

Rachenentzündung

# Herpes Simplex Typ 1

## Im Blickpunkt: Fieberblasen, auch Herpes labialis genannt

Fieberblasen am Rand der Lippen sind die häufigste Erscheinungsform von Herpes simplex Typ 1 und können, vor allem bei häufigem Auftreten, die Lebensqualität empfindlich stören. Die Behandlungsoptionen sind vielfältig, bei der Vorbeugung spielt die Stärkung des Immunsystems eine zentrale Rolle.

Fast jeder Erwachsene ist mit Herpes simplex Typ 1 infiziert. Bei mehr als 90 Prozent der Über-40-Jährigen weltweit verläuft ein Test auf Virusantikörper im Serum positiv. Bei einer deutschen Untersuchung wurden bei 84 bis 92 Prozent der Erwachsenen Antikörper gegen Herpes simplex Typ 1 nachgewiesen. Unterschiede zwischen den Geschlechtern gibt es nicht.

Nicht jeder, der das Virus in sich trägt, bemerkt das auch. Bei rund 40 Prozent der Erwachsenen kommt es zumindest einmal im Leben zu einer Reaktivierung der Viren – also zu Fieberblasen, die das bei weitem wichtigste Symptom einer Herpes-simplex-Typ-1-Infektion darstellen. Sie treten in jüngeren Jahren tendenziell häufiger auf als in fortgeschrittenem Alter. Manche Menschen sind besonders anfällig für Fieberblasen und leiden in kurzen Zeitabständen immer wieder unter den unangenehmen und schmerzhaften Bläschen. Auch wenn es sich dabei um keine bedrohliche Erkrankung handelt, so ist damit doch eine gravierende Beeinträchtigung der Lebensqualität verbunden. Schwere Symptome treten bei schätzungsweise einem Prozent der Infizierten auf.

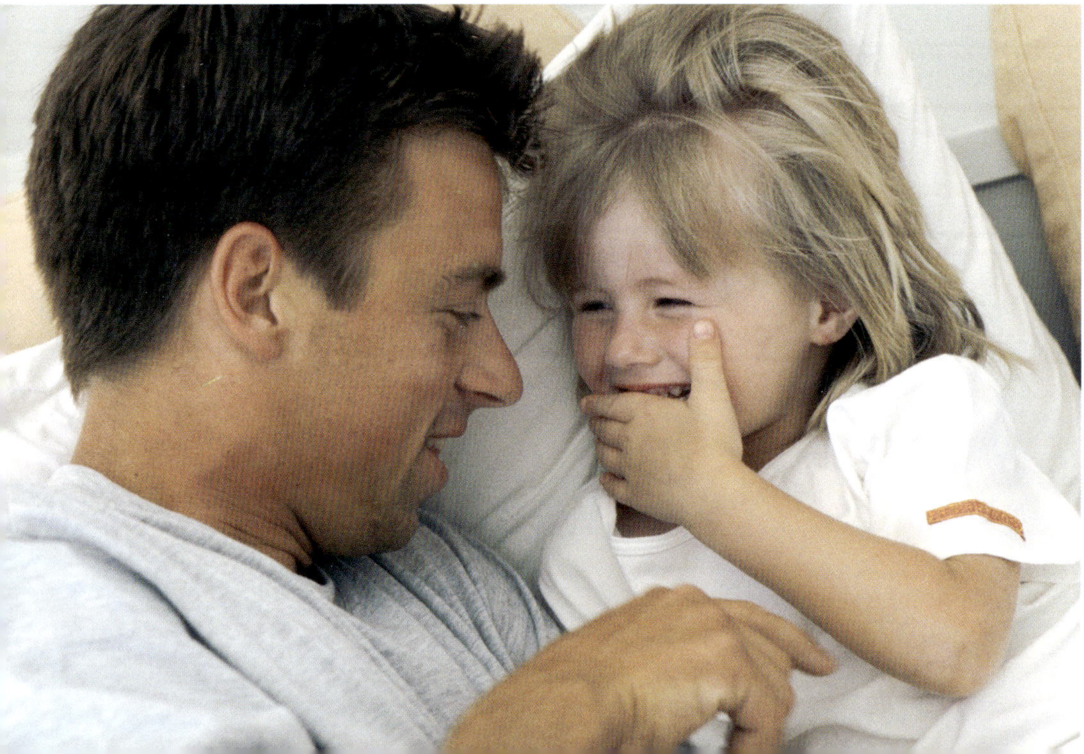

## Primärinfektion

Übertragen wird Herpes simplex Typ 1 vor allem durch direkten Kontakt über Tröpfchen- oder Schmierinfektionen. Vor allem wenn die Viren gerade „aktiv" sind, also zum Beispiel Fieberblasen vorliegen, finden sich im Speichel große Mengen an Viren. Von den Bläschen ganz zu schweigen. Das heißt aber nicht, dass die Viren nicht auch dann übertragen werden können, wenn gerade keine Symptome vorliegen.

Gemeinsam benutztes Besteck und Geschirr, Handtücher oder Rasierklingen spielen eine eher untergeordnete Rolle bei der Übertragung von Herpes simplex Typ I. Die Virushülle ist relativ empfindlich, trocknet rasch aus und die Viren werden inaktiviert. Grundsätzlich können Herpes-simplex-Viren auch bei der Geburt von der Mutter auf das Kind übertragen werden, was aber relativ selten passiert, am ehesten dann, wenn die Mutter gerade eine Primärinfektion durchmacht.

Zumeist findet die Primärinfektion im **Kindesalter** innerhalb der Familie statt. Vom ersten bis zum fünften Lebensjahr steigt der Anteil von Kindern, bei denen Antikörper gegen das Virus nachweisbar sind, rapide an. Im Allgemeinen verläuft diese Primärinfektion unauffällig und damit unbemerkt. Wenn Symptome auftreten, dann am ehesten als unspezifische Rachen- oder Zahnfleischentzündung. Bei etwa einem Prozent der Primärinfektionen kommt es zur sogenannten Mundfäule (Gingivostomatitis). Dabei bilden sich in Mund und Rachen großflächig schmerzende und juckende Bläschen, die oft in Gruppen angeordnet sind. Weitere Bläschen können auf den Lippen entstehen und bis zu den Naseneingängen reichen. Die Kinder leiden unter Abgeschlagenheit, Fieber und Halsschmerzen, oft auch unter Übelkeit und Erbrechen. Die Halslymphknoten können geschwollen sein. Üblicherweise halten die Beschwerden bis zu zwei Wochen an.

Bei **Erwachsenen** verlaufen Erstinfektionen tendenziell schwerer als bei Kindern und noch wesentlich schmerzhafter, sodass eine Infektion im Kindesalter als Vorteil gesehen werden kann. Kommt man als Erwachsener das erste Mal mit

Herpes-simplex-Typ-1-Viren in Kontakt, führt das mit einiger Wahrscheinlichkeit zu einer schweren Rachenentzündung (Herpangina). Die ganze Mundhöhle und die Lippen können mit äußerst unangenehmen, schmerzenden Bläschen besetzt sein, sodass die Aufnahme fester Nahrung etwa eine Woche lang praktisch unmöglich ist. Getränke kann man noch am ehesten mit einem Strohhalm zu sich nehmen.

Bei Jugendlichen in den USA wurde in den vergangenen Jahren ein Rückgang an Herpes-simplex-Infektionen festgestellt. Damit steigt die Wahrscheinlichkeit einer Erstinfektion im Erwachsenenalter. Tatsächlich wurden zum Beispiel bei College-Studenten, die an schweren Rachenentzündungen mit Fieber, Muskelschmerzen und geschwollenen Lymphknoten litten, relativ häufig Herpesviren als Auslöser identifiziert.

Herpes simplex Typ 1 bevorzugt zwar eindeutig die Mundschleimhaut und angrenzende Bereiche als „Siedlungsgebiet", Primärinfektionen können jedoch

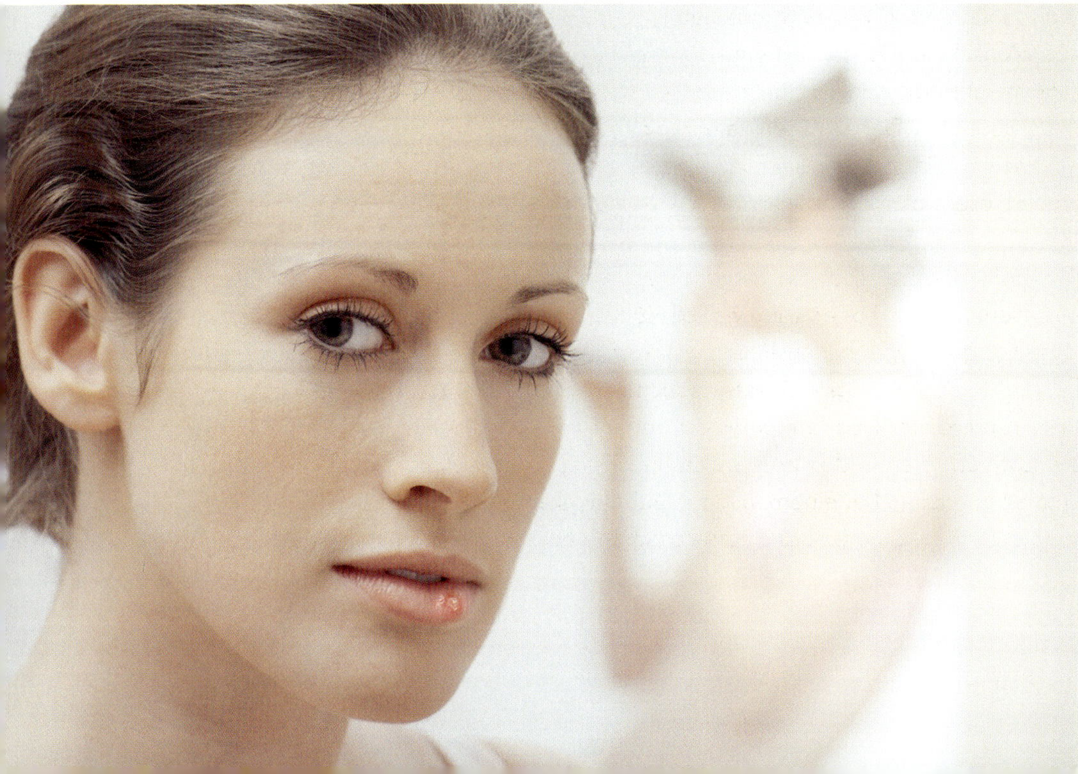

überall am Körper auftreten. Zumeist verläuft die Primärinfektion aber im Gesichtsbereich, und zwar in folgenden Teilschritten: Das Virus befällt Hautzellen, vermehrt sich in den Lymphknoten, breitet sich entlang des Gesichtsnervs (Trigeminus) aus und bildet im Bereich des Nervenknotens an der Schläfe (Trigeminusganglion) ein Reservoir, wo es in die latente Phase übergeht.

## Reaktivierung/Rezidiv – Fieberblasen

Ausgelöst durch verschiedene interne und externe Faktoren kann es im Lauf des Lebens zu einer Reaktivierung des Virus und zu einem Wiederauftreten (Rezidiv) kommen. Das Virus beginnt sich in den Nervenzellen wieder zu vermehren und wandert entlang der Nervenbahnen an die Körperoberfläche, wo es sich in Hautzellen weiter vermehrt. In der Folge werden die Hautzellen zerstört, platzen bei der Freisetzung der Viren, lösen sich aus dem Zellverband und es bilden sich die typischen Bläschen.

Wie häufig und in welchem Ausmaß Fieberblasen entstehen, unterscheidet sich von Mensch zu Mensch extrem. Die meisten Betroffenen haben zwei- bis dreimal im Jahr damit zu tun, bei rund 24 Prozent treten die Bläschen jeden Monat auf. Die ersten Fieberblasen zeigen sich meist bei Jugendlichen. Etwa 10 bis 20 Prozent leiden als Jugendliche oder junge Erwachsene immer wieder unter Fieberblasen, bleiben im weiteren Erwachsenenalter jedoch davon verschont.

Auch die Ursachen für die Reaktivierung der Viren und damit die Entstehung von Fieberblasen können individuell höchst unterschiedlich sein, wobei es im Einzelfall ganz typische Auslöser und ganz typische Stellen für Fieberblasen geben kann. Die wichtigste direkte Ursache für die Vermehrung des Virus ist eine Immunschwäche. Das Immunsystem verliert vorübergehend die Kontrolle über die latenten Viren und kann sie nicht mehr in Schach halten. Es gibt aber auch Hinweise, dass es bei einem intakten Immunsystem ebenfalls zu einer Reaktivierung der Viren kommen kann. Die Forschung hat hier noch einiges aufzuklären.

## Die wichtigsten Auslöser für Fieberblasen

- Fieber (daher „Fieber"-Blasen); Erkältungskrankheiten
- UV-Strahlung
- Stress
- Trauma im Bereich des Gesichtsnervs, zum Beispiel durch eine Zahnbehandlung
- Hormonveränderungen (Menstruation, Schwangerschaft)
- Klimawechsel
- Immunsuppression
- Operationen

Bei den Symptomen überwiegen lokale Hautsymptome wie die typischen, gruppiert und einzeln auftretenden Fieberblasen (Herpes labialis) am Rand der Lippen und in den angrenzenden Hautarealen, auch im Mund, die sehr schmerzhaft sein können. Allgemeine körperliche Beschwerden wie neuerliche Fieberschübe treten selten auf, die Lymphknoten können aber geschwollen sein. Eine Fieberblasenepisode verläuft typischerweise in mehreren Phasen, kann aber auch „unvollständig" ablaufen, wobei es nur zu Rötungen, aber keinen Bläschen kommt. Die Vermehrung der Viren findet vor allem in den ersten 48 Stunden statt, im Schnitt sind nach fünf Tagen keine Viren mehr in den abklingenden Fieberblasen nachweisbar. Eine Fieberblasenepisode dauert alles in allem etwa 9 bis 14 Tage und ist typischerweise durch mehrere Phasen gekennzeichnet.

## Die typischen Phasen einer Fieberblasenepisode

- Prodromalphase: Ein Spannungsgefühl am Lippenrand, Kribbeln, Juckreiz, Schmerzen, Brennen oder andere individuelle Vorzeichen kündigen die Fieberblasen an. Im Schnitt treten diese Vorzeichen einen Tag zuvor auf, es können aber auch nur wenige Stunden oder zwei Tage sein.
- Papelphase: Die Haut am Lippenrand rötet sich stellenweise und es bilden sich mehr oder weniger runde Verdickungen (Papeln), die zunehmend schmerzen.
- Vesikelphase: Immer mehr Hautzellen werden von den sich explosionsartig vermehrenden Viren zerstört. Die Papeln entwickeln zentral flüssigkeitsgefüllte Bläschen. Meist sind sie klein und vereinzelt, können sich jedoch aus Gruppen zu größeren Bläschen vereinigen und brauchen dann entsprechend länger, um abzuheilen.
- Ulzerationsphase: Die Vesikel brechen auf, verschmelzen und bilden schmerzende Wunden. Die Flüssigkeit aus den Vesikeln enthält unzählige Viren.
- Verkrustungsphase: Eine gelbliche Kruste beginnt sich zu formen, die juckt, leicht aufspringt, blutet und neuerlich schmerzt. Langsam wird sie von außen her kleiner.
- Abheilungsphase: Die gelbliche Kruste löst sich mit der Zeit, helle, rosa Haut bleibt zurück.

„Normale“ Fieberblasen bedürfen meist keiner ärztlichen Betreuung und Behandlung. Es gibt aber gar nicht so wenige Ereignisse in Zusammenhang mit Fieberblasen, die einen Besuch beim Praktischen Arzt oder Dermatologen und je nach betroffenem Körperareal auch Augen- oder HNO-Arzt dringend nahelegen. Es empfiehlt sich, einen Arzt aufzusuchen, wenn folgende Faktoren zutreffen:

- Die Symptome dauern länger als zwei Wochen an.
- Die Fieberblasen breiten sich weit über den Lippenrand hinaus aus (Nase, Kinn usw.).
- Ungewöhnliche Hautveränderungen mit Rötungen und/oder eitrigen Stellen.
- ! Fieberblasen in der Nähe der Augen.
- Gleichzeitiges Auftreten von Genitalherpes oder Bläschen, die auf eine Gürtelrose deuten.
- Ein nicht zuordenbarer Hautausschlag; Ekzeme oder Neurodermitis.
- Fieber, das nicht zurückgeht.
- Bei Einnahme immunsupprimierender Medikamente oder anderen Beeinträchtigungen des Immunsystems.
- Fieberblasen bei Neugeborenen, Säuglingen oder Kleinkindern; bei Schwangeren oder Stillenden.
- In höherem Alter, insbesondere bei chronischen Erkrankungen.
- Bei sehr häufigem Auftreten der Fieberblasen, d.h. mehr als etwa dreimal pro Jahr.

## Aphthen: Ähnlich wie Fieberblasen

Manchmal werden Fieberblasen im Mund mit Aphthen verwechselt. Während Fieberblasen bevorzugt am Übergangsbereich von Lippen und Gesichtshaut anzutreffen sind, treten Aphthen ausschließlich auf der Mundschleimhaut und an der Innenseite der Lippen auf. Aphthen können zwar in Verbindung mit einer Erstinfektion durch Hepatitis simplex Typ I entstehen, bilden aber keine Bläschen. Es handelt sich dabei um kleine Geschwüre der Mundschleimhaut, die sich meist nach ein bis zwei Wochen wieder zurückbilden.

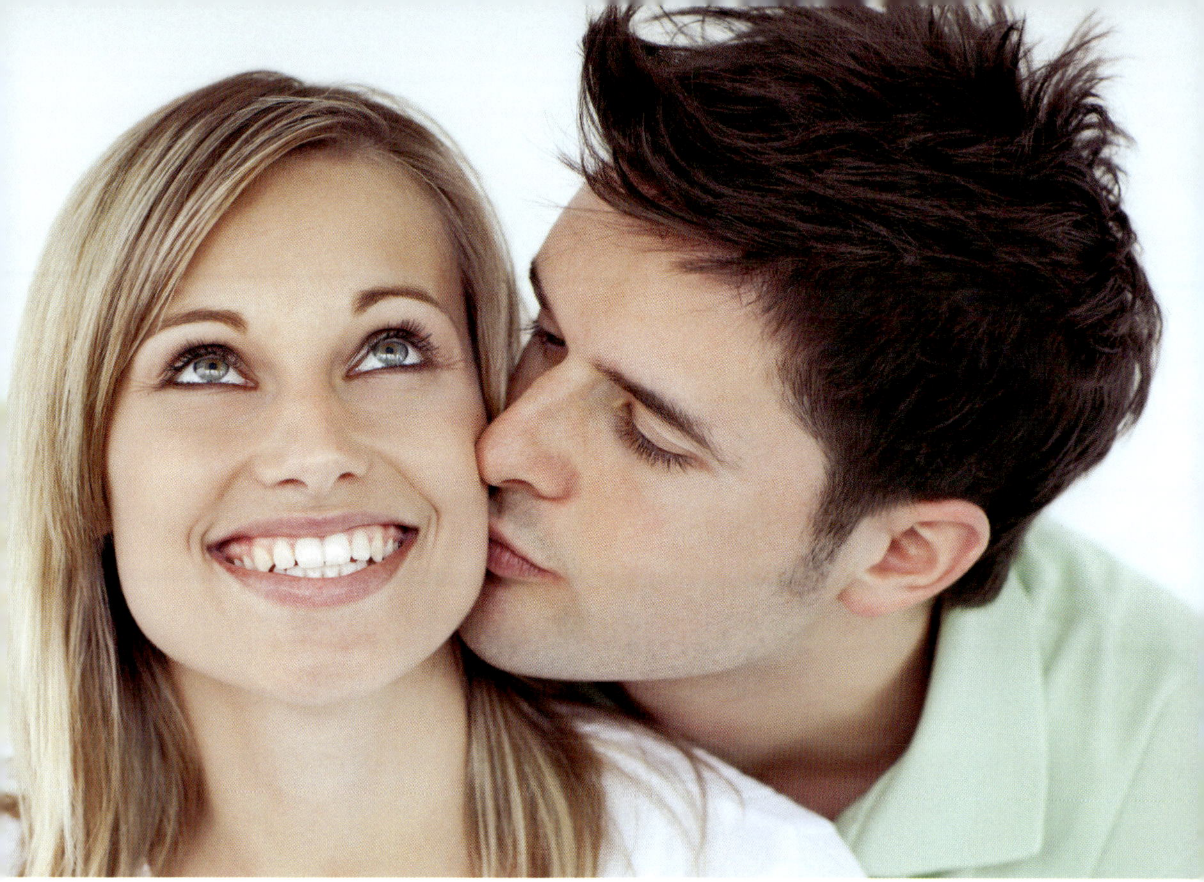

## Schmusen, Küssen & Herpes

Ein feuchtwarmes und nährstoffreiches Biotop wie der Mund-Rachen-Raum ist ein äußerst attraktiver Lebensraum für Mikroben und dicht von Bakterien und Viren besiedelt. Dementsprechend intensiv kann der Austausch beim Schmusen oder Küssen auch sein. Was Viren betrifft, so geht es dabei vor allem um Mitglieder der Herpesviren-Familie. Abgesehen von Herpes simplex Typ 1 werden vor allem das Epstein-Barr-Virus und das Zytomegalie-Virus weitergegeben. Hier erweist sich ein etwas fortgeschrittenes Alter als Vorteil. Während sich Jugendliche in der Folge unter Umständen mit sehr unangenehmen Symptomen einer Infektion mit dem Epstein-Barr-Virus konfrontiert sehen (Studentenkusskrankheit), haben Erwachsene meist schon Bekanntschaft damit gemacht und sind durch Antikörper geschützt.

### „Bäumchen wechsle dich"

Zwar bevorzugt Herpes simplex Typ 1 die Zellen der Mundschleimhaut und Herpes simplex Typ 2 dockt mir Vorliebe an Zellen der Genitalschleimhaut an. Beide können ihren Standort aber auch wechseln und da wie dort andocken. Schließlich sind sie sich ja sehr ähnlich, das Genom ist zu 50 Prozent identisch. Daher werden Fieberblasen manchmal von Herpes simplex Typ 2 verursacht, und Genitalherpes von Typ 1. Vor allem bei Jugendlichen wird Herpes simplex Typ 1 zunehmend als Verursacher von Genitalherpes identifiziert, was mit der Übertragung durch Oralsex-Praktiken in Zusammenhang gebracht wird.

Wenn Mund- und Genitalschleimhaut gleichzeitig mit Herpes simplex Typ 1 infiziert werden, dann treten eher Symptome im Mundbereich auf. Handelt es sich um Typ 2, dann kommt es eher zu Beschwerden im Genitalbereich.

## Behandlung von Herpes-simplex-Typ-1-Infektionen

Bei einer Gingivostomatitis als Manifestation einer Primärinfektion können vor allem antiseptische Mundspülungen helfen, die Bildung neuer Bläschen abzuschwächen und damit die Symptome lindern. Die sonstige Behandlung richtet sich nach der Art weiterer Beschwerden.

### Fieberblasen

Fieberblasen als Rezidiv klingen im Allgemeinen zwar auch ohne Behandlung nach ein bis zwei Wochen ab. Da die Beschwerden aber sehr unangenehm und belastend sein können und bei nicht wenigen Betroffenen in teilweise sehr kurzen Abständen auftreten, ist die Liste therapeutischer Ansätze lang und bekommt laufend Zuwachs. Eine breite Palette von Wirkstoffen und Methoden ist gegen Fieberblasen in Gebrauch.

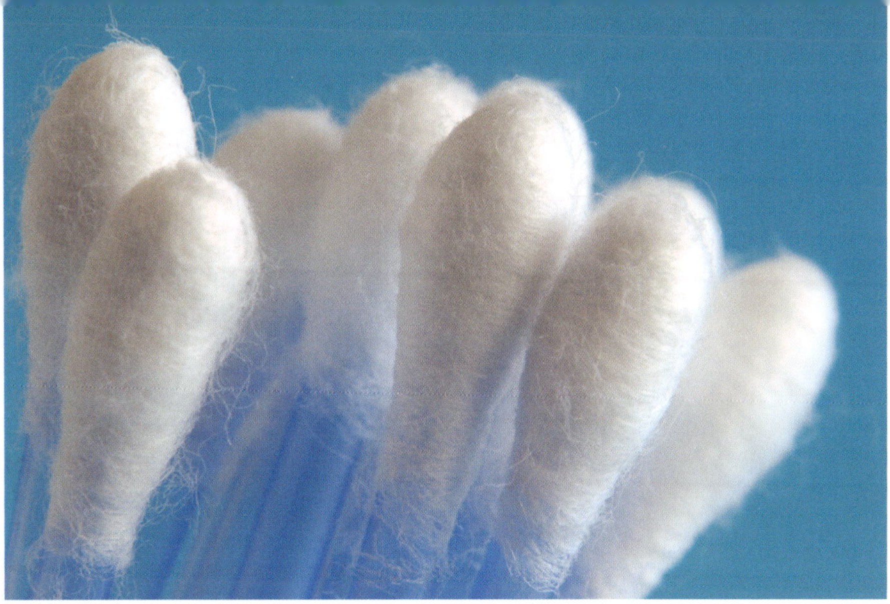

Generell gilt es, erhöhtes Augenmerk auf Hygiene zu legen. Allzu häufiges Waschen der betroffenen Stellen wäre allerdings kontraproduktiv, weil die Bläschen ja austrocknen sollten. Es empfiehlt sich jedenfalls, ein antiviral wirkendes Desinfektionsmittel zur Hand zu haben, und nach dem Waschen der betroffenen Stellen – oder zwischendurch – die Hände damit zu reinigen. Dennoch sollten das betroffene Areal und die Bläschen möglichst nicht mit bloßen Fingern berührt werden. Austretende Flüssigkeit tupft man am besten nur ab, zum Beispiel mit frischen Papiertaschentüchern. Das hat den Zweck, eine Verbreitung der Viren auf andere Körperbereiche möglichst hintanzuhalten. Kleine, nicht sichtbare Risse oder Verletzungen der Haut an anderen Körperstellen können von Herpesviren relativ leicht infiziert werden. Speziell in der Phase der Abheilung können antiseptische Salben sinnvoll sein, um das Risiko zusätzlicher Infektionen mit vor allem Bakterien zu verringern. Abgesehen davon tragen Hygienemaßnahmen dazu bei, andere möglichst wenig mit infektiösen Viren zu belasten. Bei Kontakt mit kleinen Kindern, Schwangeren, Älteren oder Kranken ist dies besonders wichtig. Bei Neurodermitis oder anderen Hauterkrankungen zum Beispiel können Herpesinfektionen schwere Verläufe nehmen.

Eine gute Hygiene ist auch wichtig, um eine Infektion der Augen zu vermeiden. Daher ist es günstig, bei Fieberblasen auf Kontaktlinsen zu verzichten, um beim Einsetzen keine Viren in die Augen zu bringen.

Hausmittel gegen Fieberblasen wie Zahnpasta, Alkohol, Essig, Rasierwasser oder Eiswürfel haben allesamt den Nachteil, dass sie die Haut reizen können. Eine kühlende oder adstringierende Wirkung wird zwar als angenehm empfunden, die Haut trocknet aber unter Umständen stark – und vor allem unkontrolliert – aus, wodurch die Krusten aufplatzen und Risse in der Haut entstehen, die erst recht schmerzhaft sind und die Abheilung verzögern.

## Pharmazeutische Wirkstoffe/Schulmedizin

Virostatika greifen in den Vermehrungszyklus der Viren direkt ein und wirken hochspezifisch. Für Fieberblasen stehen Cremes zur lokalen Anwendung zur Verfügung, die möglichst früh beginnend und in kurzen Zeitabständen aufgetragen werden sollten. Brennen und Schmerzen können reduziert werden. Bei starken Schmerzen können auch lokalanästhetische Präparate sinnvoll sein. Je nach Stadium sind verschiedene Darreichungsformen vorzuziehen. Anfangs, wenn das Austrocknen der Bläschen im Vordergrund steht, sind das eher Puder, Pasten oder Gele, später Cremes oder Salben.

Relativ neu ist der Wirkstoff Docosanol, der zu den virushemmenden pharmazeutischen Wirkstoffen im weiteren Sinn zu zählen ist. Er kann die Viren am Eindringen in die Zellen hindern und wird für die Lokaltherapie verwendet. Die Creme soll daher ebenfalls möglichst bei den ersten Anzeichen aufgetragen werden.

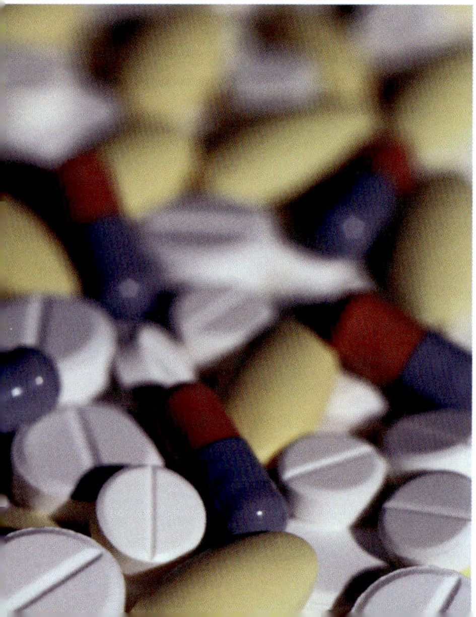

In der Schwangerschaft können lokale Virostatika ohne Bedenken verwendet werden, auch die systemische Anwendung ist grundsätzlich möglich. Kommt dies in Frage, so ohnehin nur in Absprache mit einem Arzt, wobei das Für und Wider sorgfältig abgewogen werden kann. Als Ergänzung im Rahmen einer Phytotherapie zum Beispiel können pflanzliche Präparate wie Melisse zum Einsatz kommen.

## Pflanzliche Wirkstoffe

Melisse ist eines der „prominentesten" pflanzlichen Therapeutika, die gegen Fieberblasen zum Einsatz kommen. Zu Recht, denn die Melisse besitzt Inhaltsstoffe, die nachgewiesenermaßen gegen Herpesviren wirken (siehe S. 113). Ähnliches gilt für Salbei (siehe S. 117). Darüber hinaus werden zahlreiche andere Pflanzenextrakte gegen Herpesinfektionen verwendet, was nicht zuletzt damit zusammenhängt, dass es Herpes seit Menschgedenken gibt und Pflanzen die wahrscheinlich älteste Quelle für Heilmittel sind. Weiters entfalten die Inhaltsstoffe zahlreicher Pflanzen tatsächlich antivirale Wirkungen. Die Melisse nimmt dabei sicher nicht nur aufgrund ihrer besonders ausgeprägten Wirkungen eine herausragende Position ein. Sie wurde auch besonders gründlich untersucht. Man kann davon ausgehen, dass sich die Erfahrungswerte bezüglich ihrer therapeutischen Eignung bei Herpesinfektionen in wissenschaftlichen Untersuchungen für weitere Pflanzen und Pflanzenextrakte bestätigen würde – was bei einigen ja tatsächlich der Fall ist. Zur langen Liste von Pflanzen mit einer Geschichte als Heilmittel gegen Herpes gehören unter anderem Extrakte der Süßholzwurzel (Glycyrrhiza glabra) und aus Blättern des Olivenbaums (Olea europaea), aber auch Tinkturen aus Myrrhe, dem Harz des Myrrhenbaums (Commiphora myrrha). Zudem werden einzelne Pflanzeninhaltsstoffe wie Resveratrol Berichten zufolge gegen Herpesviren eingesetzt.

Zahlreiche ätherische Öle entfalten ebenfalls eine viruzide Wirkung und sind daher bei Herpesinfektionen in Gebrauch (siehe S. 119). Dabei werden häufig Mischungen eingesetzt. Bei Pflanzenextrakten generell und bei Teebaumöl im Speziellen ist zu beachten, dass sie die Haut reizen können und ein unter Umständen beträchtliches allergisches Potenzial entfalten. Nicht zuletzt deshalb ist hier ganz besonders auf die Qualität des Produkts und die Seriosität des Herstellers zu achten.

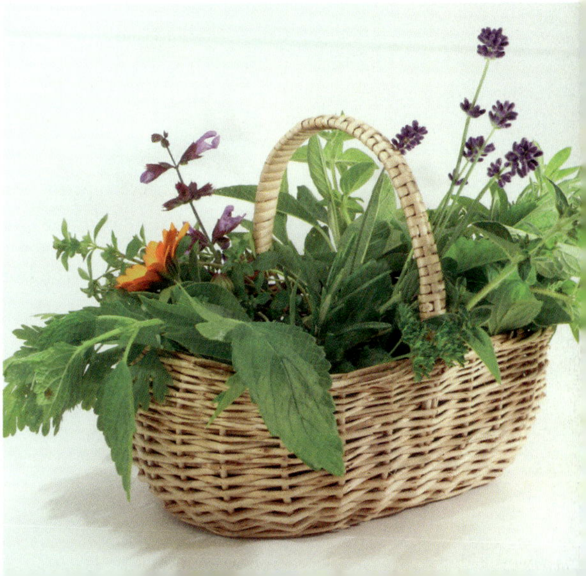

## Salben, Cremes & Co.

**Wirkstoffe können über verschiedene Träger auf die Haut aufgebracht werden. Unterschiede liegen unter anderem in deren Wassergehalt, wobei es auch Mischformen gibt.**

- Salben haben einen sehr hohen Fettgehalt und können vollkommen wasserfrei sein. Sie werden im Allgemeinen auf Basis von Vaseline zubereitet. Salben werden als Träger für ausschließlich fettlösliche Wirkstoffe eingesetzt und finden dann Anwendung, wenn es auch darum geht, die Haut nicht auszutrocknen. Da reine Fettsalben aber relativ schlecht in die Haut einziehen, können sie bei großflächiger Anwendung den Eindruck erwecken, dass die Haut nicht „atmen" kann.
- Cremes haben einen höheren Wasser- als Fettanteil. Es handelt sich um Emulsionen, wobei in der wässrigen Phase wasserlösliche und in der öligen Phase fettlösliche Substanzen transportiert werden können. Cremes haben ein sehr breites Anwendungsspektrum, ziehen gut in die Haut ein und sind auch bei großflächiger Anwendung sehr gut verträglich.
- Bei Lotionen handelt es sich ebenfalls um Emulsionen, die aber einen noch wesentlich höheren Wasseranteil aufweisen. Der Vorteil liegt in einem kühlenden Effekt, allerdings können sie die Haut aufgrund des hohen Wasseranteils auch austrocknen.
- Pasten sind Salben mit der Beimischung von Feststoffen, wobei fein gemahlene Pulver verwendet werden. Die Pulver bilden eine zusätzliche schützende Schicht über empfindlichen Hautstellen.

## Andere Ansätze

Zu den „Klassikern" in puncto Fieberblasentherapie gehört Zink (siehe S. 84). Zinksulfat (Zinkpaste oder Lotion „Lotio alba") zeitigt einen antiviralen Effekt, wobei hier noch eine milde und als angenehm empfundene austrocknende Wirkung dazu kommt. Häufig wird Zink mit Heparin kombiniert (Gelkombination), das das Andocken der Viren an Körperzellen erschwert und damit deren Verbreitung bremsen kann, aber auch die Durchblutung fördert und damit den Heilungsprozess beschleunigt.

Die Aminosäure Lysin (siehe S. 98) ist als Therapeutikum und zur Vorbeugung von Fieberblasen noch relativ wenig bekannt, kann Berichten zufolge aber beachtliche Erfolge für sich verbuchen. Vitamine der B-Reihe können ebenfalls eine wertvolle Unterstützung sein (siehe S. 103). Von Vitamin-E-reichem Öl wird berichtet, dass es direkt aufgebracht die Schmerzen lindern und die Heilung beschleunigen kann.

Unterstützend wirkt auch, während akuter Fieberblasen auf UV-Schutz zu achten und die betroffenen Areale mit entsprechenden Cremes abzudecken. Geeignete Lippenpflegestifte enthalten weitere hilfreiche Inhaltsstoffe, zum Beispiel entzündungshemmende Substanzen. Licht, nämlich langwelliges Laserlicht, kann unter Umständen dazu beitragen, die Abheilung von Fieberblasen zu beschleunigen und das Auftreten neuerlicher Ausbrüche zu verzögern.

Gute Erfolge werden auch mit Heilerde berichtet. Allerdings sollte es keine offenen Stellen mehr geben, da doch ein Verschmutzungs- beziehungsweise Infektionsrisiko damit verbunden ist. In der Phase der Abheilung kann Heilerde aber unterstützend wirken, was unter anderem auf eine entzündungshemmende Wirkung von Huminsäuren zurückgeführt wird.

Einen eigenen Platz nehmen Hydrokolloidpflaster ein. Während ansonsten das Prinzip gilt, die offenen Stellen auszutrocknen, fördern Hydrokolloidpflaster die Wundheilung im feuchten Milieu, aber eben unter einer schützenden Abdeckung.

Ein altes Hausmittel zur Unterstützung der Wundheilung, das als ergänzende Methode auch in Fachkreisen zunehmend Anerkennung findet, ist Honig. Gereinigt und sterilisiert wird medizinischer Honig zur Unterstützung der Wundheilung angeboten. Die Erfahrungen sind – wie bei anderen Heilmitteln auch – recht unterschiedlich. Während manche Betroffene diese Behandlung als unangenehm empfinden, berichten andere von hervorragenden Erfolgen. Jedenfalls kann medizinischer Honig ohne Bedenken auf offene Stellen aufgebracht werden. Die potenzielle Wirkung lässt sich mit seinem Gehalt spezieller Amine erklären. Im Bienenstock tragen diese Amine dazu bei, dass der zuckerhaltige Vorrat der Bienen nicht von Bakterien und Pilzen überwuchert wird. Außerdem wirkt auch der Zucker selbst einem Bakterienwachstum entgegen, da den Zellen Wasser entzogen wird.

## Vorbeugung – Stärkung des Immunsystems

Da es ja (noch) keine Impfung gegen Herpes simplex gibt, ist man auf andere Ansätze zur Vorbeugung angewiesen. Sofern Auslöser für Fieberblasen bekannt sind, wäre deren Vermeidung natürlich ein guter Weg, einem Ausbruch der Viren vorzubeugen. Allerdings lässt sich das nur bis zu einem gewissen Grad durchführen. Einige Auslöser lassen sich nun einmal nicht vermeiden, zum Beispiel Erkältungskrankheiten oder gelegentliches Fieber. Andere wiederum wird man gar nicht sein ganzes Leben lang missen wollen, etwa Sonne und damit UV-Strahlung oder Reisen mit Klima- und Ernährungswechsel.

Zumindest starker Sonnenbestrahlung beziehungsweise UV-Licht kann man mit einem guten Sonnenschutz begegnen. Die Pflege der Lippen im Sinn einer ausreichenden Versorgung mit Fett und Feuchtigkeit kann die Anfälligkeit für Fieberblasen verringern – rissige Haut ist generell anfälliger für Infektionen.

Alles in allem liegt es aber zum größten Teil am Immunsystem, ob es zu einem Ausbruch der Viren kommt oder nicht. Damit nimmt die „Stärkung des Immunsystems" eine zentrale Rolle ein. Was hat es aber nun mit diesem recht inflationär gebrauchten und etwas schwammigen Begriff wirklich auf sich? Bis ins letzte Detail lässt sich das auch heute noch nicht sagen. Das Immunsystem ist so komplex, dass noch einige Generationen von Forschern mit seiner Erkundung beschäftigt sein werden. Aber wir wissen zumindest genug, um wichtige Beiträge nennen zu können.

Aufgrund der großen Bedeutung, die der Zustand des Immunsystems für die Entstehung von Herpes-Rezidiven hat, ist jede Unterstützung des Immunsystems auch eine Maßnahme zur Vorbeugung von Fieberblasen. Meist kommt es dabei auf die Summe mehrerer Faktoren an, zu denen eine gesunde Ernährung in Form einer ausgewogenen Mischkost gehört – erkrankungsbedingte Sonderformen der Ernährung sind dabei natürlich ausgenommen – sowie ausreichend Schlaf und Bewegung, möglichst oft an frischer Luft. Bewegung ist nicht nur wegen ihrer Wirkung auf Kondition und damit Bewältigung sportlicher und alltäglicher Herausforderungen wichtig. Die Integration von mehr Bewegung im Alltag hat einen weiteren entscheidenden Vorteil, nämlich den besseren Abbau von Stress beziehungsweise der nicht selten chronisch erhöhten Stresshormone Adrenalin, Noradrenalin und Kortison. Der alleinige Standardratschlag „Entspannung" ist für Menschen, die unter Stress leiden, zu wenig.

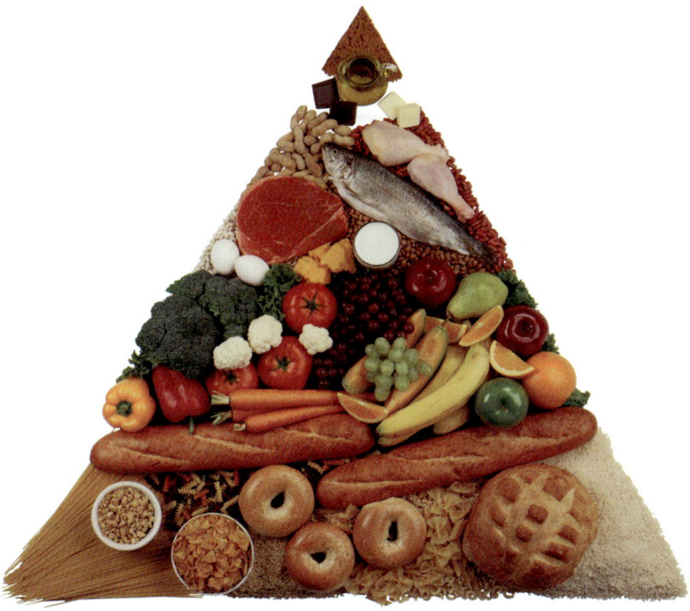

Freilich kann eine „Auszeit" vom Alltag helfen, sich einen konstruktiveren Umgang mit Stress anzueignen. Ob das nun strukturiert und eventuell mit medizinischer Betreuung im Rahmen einer Kur geschieht oder nicht, bleibt im Grund individuellen Vorlieben überlassen. Eine Unterstützung auf diesem Weg hat jedoch einiges für sich, da die Einbeziehung der Fremdsicht vieles klarer erscheinen lässt und neue Lösungen näher bringen kann.

Das Immunsystem kann weiters über die Zufuhr von Wirkstoffen unterstützt werden. Hilfreich können Spurenelemente wie Selen (siehe S. 92) oder Zink (siehe S. 84) sein oder Vitamine, wie jene aus der B-Reihe (siehe S. 103), die teilweise auch in der Behandlung akuter Ausbrüche von Herpesviren eingesetzt werden. Dasselbe gilt für Lysin (siehe S. 98).

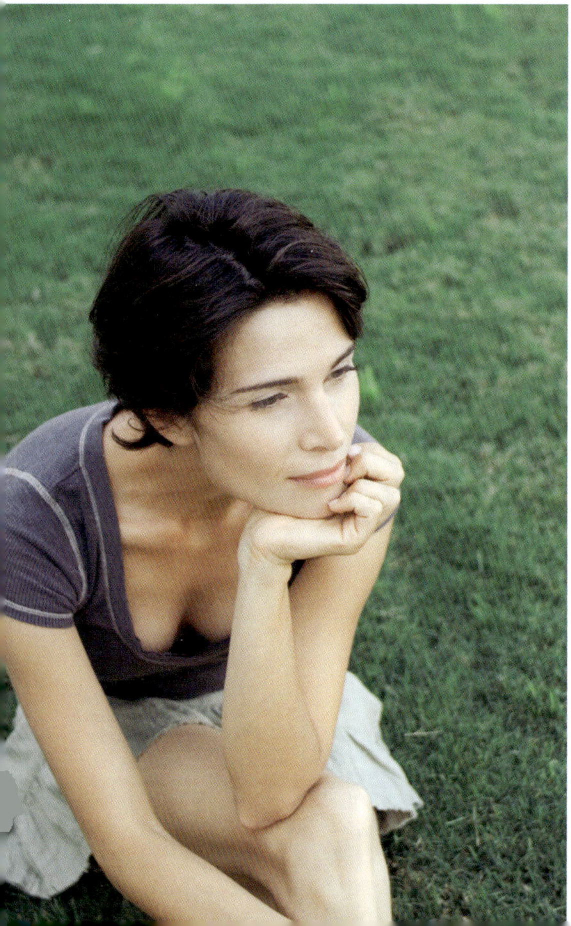

Vitamin C (Ascorbinsäure) ist in diesem Zusammenhang aus verschiedenen Gründen erwähnenswert. Zum einen ist es als starkes Antioxidans generell ein wichtiges Vitamin und an zahlreichen Stoffwechselvorgängen beteiligt. Dazu gehört die Stärkung des Immunsystems, wobei speziell die zelluläre Immunantwort, die für die Abwehr von Virusinfektionen wichtig ist, unterstützt wird. In seiner Eigenschaft als Antioxidans ist Vitamin C daran beteiligt, die bei intensiven Immunreaktionen vermehrt anfallenden freien Radikale unschädlich zu machen. Zum anderen kann Vitamin C die Aufnahme von Zink und Lysin unterstützen. Vitamin C ist wasserlöslich und eines der bekanntesten Vitamine überhaupt. Auffällig ist die große Toleranz des menschlichen Organismus gegenüber hohen Dosierungen.

Der D-A-CH-Referenzwert für den Bedarf gesunder Erwachsener liegt bei etwa 100 mg pro Tag. Vitamin C wird aus verschiedenen Gründen, unter anderem zur Verringerung einer erhöhten Infektanfälligkeit, in teilweise enormen Mengen eingenommen. Nicht einmal bei einer Aufnahme von 10 g pro Tag wurden negative Begleiterscheinungen beobachtet. Der Körper scheidet das überschüssige Vitamin C wieder aus, wobei das normalerweise über die Niere, bei extrem hohen Dosierungen auch über den Darm geschieht.

Bei der Thymustherapie handelt es sich um eine Enzymtherapie. Thymusextrakt wird aus der Drüse junger Tiere gewonnen – der Thymus ist wesentlich an der Bildung und Ausreifung des Immunsystems beteiligt. Davon erwartet man sich eine Stärkung des Immunsystems. Auch Regulationstherapien wie Akupunktur oder Homöopathie können unter anderem zu einer Stärkung des Immunsystems und damit zur Vorbeugung vor Fieberblasen beitragen. Offenbar gilt dies auch für die therapeutische Hypnose.

## Verhaltensweisen/Spezielle Situationen

Angehörige von Gesundheitsberufen, die häufig mit potenziell infizierten Personen beziehungsweise Körperflüssigkeiten zu tun haben, erreichen durch das Tragen von Handschuhen beziehungsweise die regelmäßige Verwendung von Desinfektionsmitteln eine schützende Wirkung vor verschiedenen Infektionen inklusive Herpes. Dabei geht es nicht nur um die Vermeidung von Erstinfektionen, was vor allem Herpes simplex Typ 2 betrifft, sondern auch um die Vermeidung der häufigen Kontakte mit „Attacken“ durch Körperflüssigkeiten, die viele Herpes-simplex-Typ-1-Partikel enthalten. Selbst wenn man, so wie die meisten Menschen, Herpes simplex Typ 1 in sich trägt und damit eine Grundimmunität dagegen aufgebaut hat, kann der häufige Kontakt mit den Viren – vor allem mit größeren Mengen von Viren – zu einem Vermehrungsschub führen. Zusätzliche Infektion über kleinste Verletzungen der Haut können zum Beispiel eine Nagelbettentzündung oder einen Befall der Fingerspitzen auslösen (siehe Seite 75).

Sexualpraktiken sind auch im Hinblick auf Herpes simplex Typ 1 ein Faktor, der eine Rolle spielt, und haben damit eine Relevanz in der Vorbeugung. Schließlich können die Viren von Fieberblasen in den Genitalbereich übergehen und dort eine Herpesinfektion verursachen. Im Sinn einer Vorbeugung für sich selbst und für andere wäre es also zielführend, das Sexualverhalten darauf abzustimmen, ob Herpesbläschen vorliegen oder nicht.

Sogar systemische Virostatika können zur Vorbeugung von Fieberblasen eingesetzt werden. Leidet jemand sehr häufig unter Fieberblasen – manche Frauen zum Beispiel haben jeden Monat im Zug der Menstruation damit zu tun –, dann kann dies eine so starke Einschränkung der Lebensqualität bedeuten, dass der Einsatz systemischer Virostatika gerechtfertigt und sinnvoll ist. Dadurch kann die Häufigkeit des Auftretens von Fieberblasen deutlich verringert werden. Es kommt vor, dass sie ganz zurückgedrängt werden können. Die Medikamente müssen unter Umständen längere Zeit eingenommen werden, um die gewünschte Wirkung zu erzielen. Systemische Virostatika zur Vorbeugung werden bei einer Neigung zu Fieberblasen auch dann empfohlen, wenn eine kosmetische Gesichtsoperation oder tiefer greifende kosmetische Behandlungen wie ein mechanisches Peeling (Dermabrasion) geplant sind. Bei einer Dermabrasion, die häufig mit dem Ziel einer Verjüngung der Haut eingesetzt wird, werden die äußeren Hautschichten mechanisch entfernt.

## Fieberblasen: Wirkstoffe & Methoden im Überblick

Hier folgt eine Auswahl von Methoden, die im Rahmen der naturwissenschaftlich orientierten Schulmedizin oder im Rahmen der aufgrund von Studien oder empirischen Daten anerkannten Ganzheitsmedizin gelten, oder für die es beachtenswerte Hinweise auf eine Wirksamkeit gibt.

| Wirkstoff/ Methode | Fieberblasen/ Anmerkungen | Siehe Seite | Effektivität Akute Phase | Effektivität Vorbeugung |
|---|---|---|---|---|
| Virostatika Lokaltherapie | Unter bestimmten Bedingungen Einnahme zur Vorbeugung geeignet | 82 | xx | (x) |
| Zink Lokaltherapie | Vor allem in der Anfangsphase wirksam; Hinweise auf antivirale Wirkung | 84 | xx | - |
| Zink Supplementierung | Kann die Abheilung unterstützen; Stärkung der Immunabwehr | 84 | x | xx |
| Lysin | Kann die Abheilung unterstützen; Stärkung der Immunabwehr | 98 | x | xx |
| Melisse | Antivirale Wirkung | 113 | xx | - |
| Salbei | Antivirale Wirkung | 117 | xx | - |
| Ätherische Öle | Antivirale Wirkung | 119 | xx | - |
| Selen | Stärkung der Immunabwehr | 92 | x | xx |
| Vitamin B | Mögliche Unterstützung der Wundheilung; Schmerzreduktion | 103 | x | x |
| Homöopathie | Unterstützung der Abheilung; Unterstützung der Immunabwehr | 127 | xx | xx |
| Akupunktur | Schmerztherapie; Unterstützung körpereigener Regulationsmechanismen | 125 | x | xx |
| Hypnose | Unterstützung körpereigener Regulationsmechanismen; Schmerztherapie | 132 | x | xx |
| Lasertherapie | Unterstützung der Abheilung; mögliche Verringerung der Häufigkeit über ungeklärte Mechanismen | 130 | x | x |

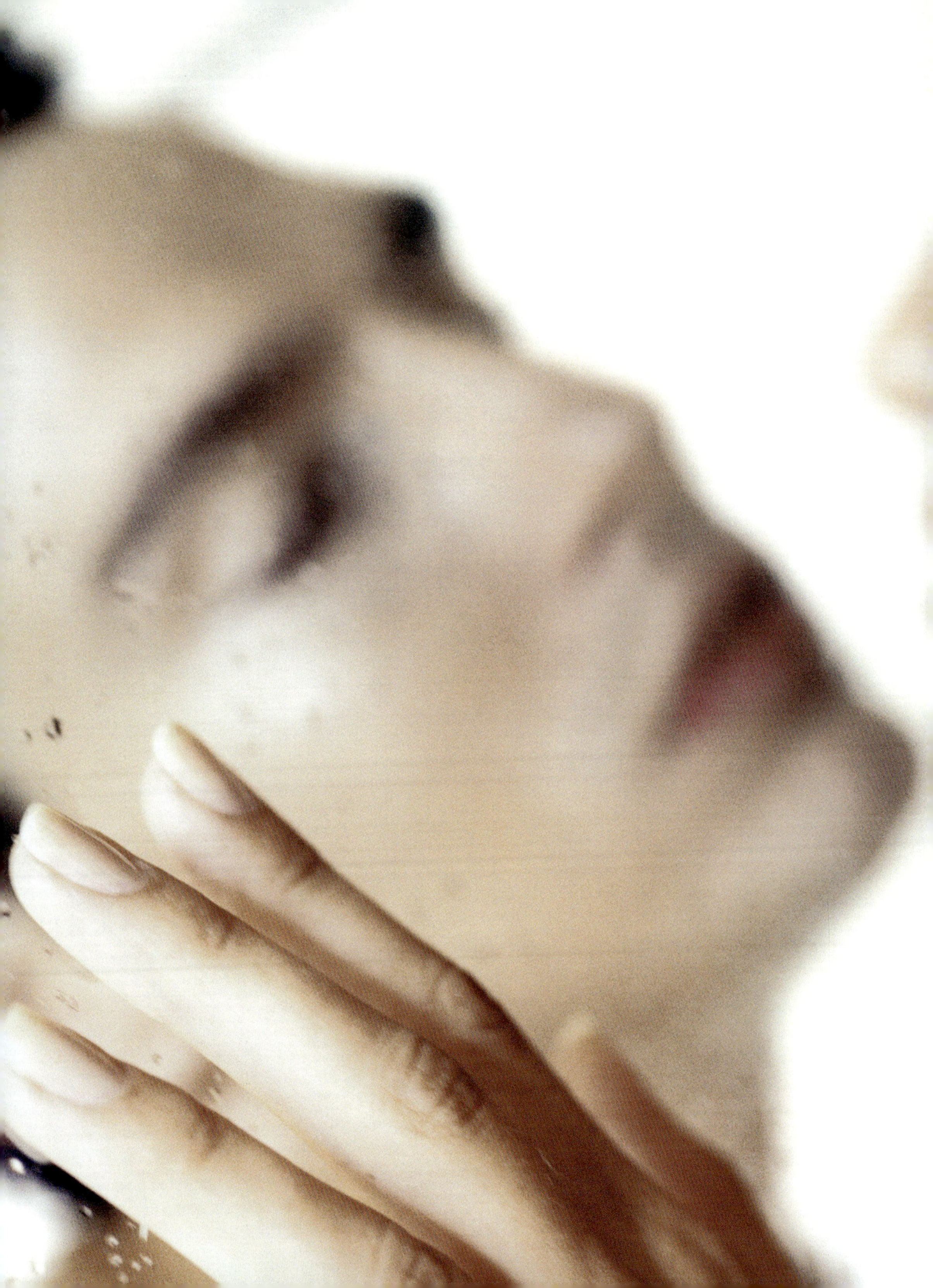

Genitalherpes

Vulvovaginitis herpetica

Balanitis herpetica

# Herpes Simplex Typ 2

## Im Blickpunkt: Genitalherpes, eine der häufigsten Geschlechtskrankheiten

Angesichts der Tatsache, dass sich Herpesviren für immer im Körper einnisten, steht die Vermeidung einer Infektion an erster Stelle. Denn abgesehen von schmerzhaften Ausbrüchen wird das Leben durch Herpes simplex Typ 2 auch sonst nicht unerheblich beeinflusst.

Herpes simplex Typ 2 ist der Verursacher von Herpes genitalis, eine der häufigsten sexuell übertragbaren Krankheiten weltweit. Im Schnitt sind 10 bis 20 Prozent der Bevölkerung infiziert und weisen Antikörper gegen den Erreger auf. Die Häufigkeit nimmt mit dem Alter und der Zahl der Sexualpartner im Lauf des Lebens zu. Frauen sind empfänglicher für die Infektion und daher öfter betroffen als Männer. Eine Infektion mit Herpes simplex Typ 2 geht mit einem dreifach erhöhten Risiko einer Ansteckung mit dem Aidsvirus einher.

Wie bei Herpes simplex Typ 1 bemerken nicht alle Betroffenen, dass sie das Virus in sich tragen. Etwa 30 bis 40 Prozent entwickeln Symptome. Das Ausbleiben von Beschwerden bei Herpes simplex Typ 2 hängt unter anderem damit zusammen, dass fast jeder mit dem Typ-1-Virus infiziert ist und daher Antikörper dagegen ausgebildet hat. Aufgrund der Ähnlichkeit der beiden Viren können Antikörper gegen Typ 1 bis zu einem gewissen Grad auch gegen Typ 2 schützen.

## Primärinfektion

Eine echte Primärinfektion mit Herpes simplex Typ 2 ist ein seltener Fall. In der Medizin spricht man nämlich dann von einer Primärinfektion, wenn der Betroffene absolut keine Antikörper gegen den Erreger besitzt – bei Herpes simplex gilt das wegen der Ähnlichkeit der Viren für beide Typen. Da mit dem Eintritt ins Erwachsenenalter bzw. dem Beginn sexueller Aktivitäten fast jeder mit Herpes simplex Typ 1 infiziert ist und Antikörper ausgebildet hat, handelt es sich bei den meisten Infektionen mit Herpes simplex Typ 2 um sogenannte Non-Primärinfektionen. Dabei bleiben Symptome und Beschwerden mit einer gewissen Wahrscheinlichkeit aus.

Übertragen wird Herpes simplex Typ 2 vor allem durch sexuelle Kontakte. Prinzipiell ist eine Infektion bei jedem engen Körperkontakt möglich, über Toilettensitze oder Whirlpools – wie immer wieder vermutet wird – aber kaum. Das Virus kann auch übertragen werden, wenn gerade keine Symptome vorliegen.

Tatsächlich finden die meisten Infektionen dann statt, wenn der Überträger keine Beschwerden hat.

Die Beschwerden einer Primärinfektion sind bei Frauen stärker ausgeprägt als bei Männern. Bei Frauen sind typischerweise Schamlippen und Vagina betroffen, bei Männern Penis und Hoden. Anus, Gesäß und Oberschenkel können bei beiden Geschlechtern Herpes-Symptome aufweisen. Auf entzündlich geröteten, geschwollenen Bereichen bilden sich einzelne und gruppierte Bläschen,

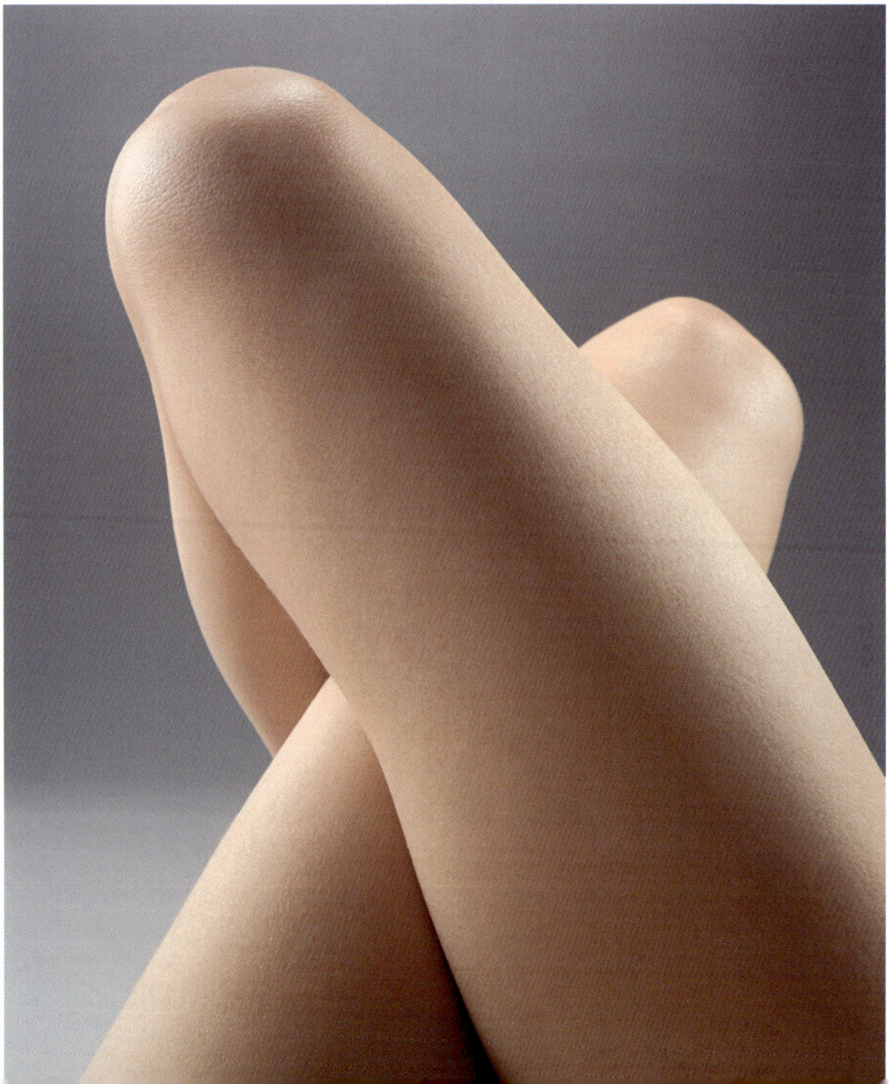

die rasch aufbrechen (erodieren) und in scharf begrenzte offene Stellen (Ulzerationen) übergehen. Weite Teile des Genitalbereichs sind von einem weißlichen Belag aus Körperprotein überzogen. Herpes genitalis kann auf die Harnröhre übergreifen und dementsprechende Beschwerden verursachen.

Genitalherpes ist eine örtlich sehr schmerzhafte Erkrankung und geht meist mit Fieber und Kopfschmerzen einher. Die Lymphknoten in der Leistengegend sind geschwollen. Nicht selten berichten die Betroffenen über Schmerzen auch in Rücken, Hüfte und in den Beinen. Es kann zu einer lokalen Nervenentzündung kommen, die sich vor allem durch sehr starke Beschwerden bei der Harnausscheidung oder Darmentleerung äußert.
Der Höhepunkt der Beschwerden ist nach etwa einer Woche erreicht. Bis zum Abheilen dauert es fast drei Wochen, bei Frauen etwas länger als bei Männern. Fast zwei Wochen vom Auftreten der Bläschen an ist die Ansteckungsgefahr für andere extrem hoch. Wie erwähnt, kann eine Ansteckung aber auch dann erfolgen, wenn keine Symptome vorliegen.

Während sich Herpes simplex Typ I nach der Primärinfektion in die Ganglien des Gesichtsnervs zurückzieht, bildet Herpes simplex Typ II sein Reservoir in den Ganglien des Sakralnervs und geht dort in die latente Phase über.

## Reaktivierung/Rezidiv

Herpes simplex Typ 2 bildet rascher und häufiger Rezidive als Typ 1. Bei 60 bis 90 Prozent der Infizierten kommt es innerhalb eines Jahres zu mindestens einem Ausbruch des Virus – bei etwa jedem Dritten sind es sogar sechs. Männer sind tendenziell etwas häufiger davon betroffen als Frauen. Es kommt nicht selten vor, dass Rezidive von Herpes simplex Typ 2 als Fieberblasen aufscheinen. Die Triggerfaktoren für eine Reaktivierung von Herpes simplex Typ 2 sind im Prinzip dieselben wie bei Typ 1. Bei Frauen spielt die Menstruation als Trigger eine besonders große Rolle.

Im Gegensatz zu Typ 1 verlaufen Rezidive von Herpes simplex Typ 2 im Prinzip gleich wie eine Primärinfektion, nur dass sie wesentlich leichter ausfallen. Die Symptome beschränken sich auf den Genitalbereich und halten weniger lange an. Im Schnitt sind die Läsionen nach 10 Tagen abgeheilt, etwa 4 Tage lang ist die Ansteckungsgefahr sehr groß. Ein Rezidiv kündigt sich häufig durch Jucken, Kribbeln und Schmerzen am Gesäß, an der Hüfte oder an den Beinen an.

## Behandlung von Genitalherpes

Bei Herpes genitalis ist die Behandlung von Primärinfektion und Rezidiv im Prinzip gleich. Unterschiede liegen vor allem in der Dosierung der Medikamente, die sich je nach der Schwere der Symptome richtet. Bei Verdacht auf Genitalherpes empfiehlt es sich auf jeden Fall, einen Arzt aufzusuchen.

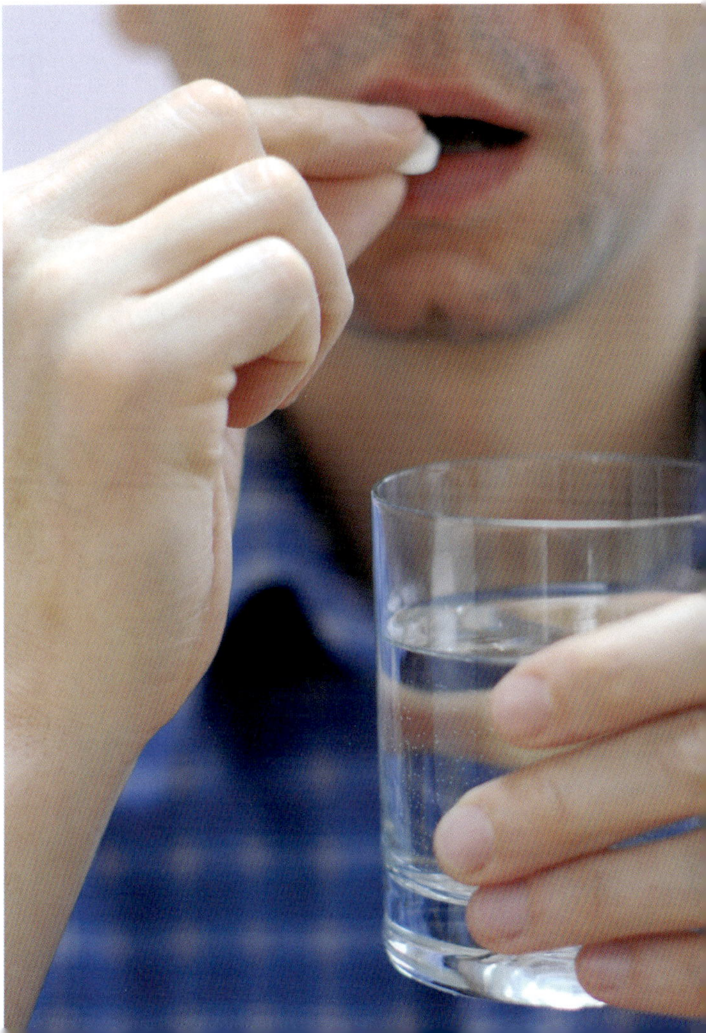

Virostatika sind hier unverzichtbar. In den meisten Fällen genügt die orale Einnahme. Bei schweren Erscheinungsformen und zum Beispiel Hinweisen auf einen Befall der Gehirnhäute werden sie intravenös verabreicht. Je nach Erfordernis werden Virostatika mit anderen Medikamenten wie Schmerzmitteln kombiniert.

Virostatika in Cremes oder zinkhältige Pasten sind Teil der örtlichen Behandlung und wirken dabei nicht nur gegen die Viren selbst, sondern verringern auch Schmerzen und Brennen. Hilfreich sind weiters Cremes und Pasten mit austrocknender, aseptischer und entzündungshemmender Wirkung. Die Symptome können durch kühlende Umschläge oder Sitzbäder gelindert werden. Für Sitzbäder eignet sich zum Beispiel Eichenrindenextrakt, der aufgrund der enthaltenen Gerbstoffe adstringierend und lindernd wirkt, oder auch Kamillenlösung.

## Vorbeugung

Um Rezidiven von Herpes genitalis vorzubeugen, kann die Einnahme von Virostatika sinnvoll sein, wobei die Therapie unter Umständen längere Zeit eingehalten werden muss. Damit können Häufigkeit und Schwere der Ausbrüche verringert werden. In dieselbe Richtung wirkt eine Stärkung des Immunsystems wie bei Herpes simplex Typ 1 beschrieben (siehe Seite 46).

Um das Virus nicht weiter zu verbreiten, ist natürlich das Sexualverhalten von zentraler Bedeutung. Infizierte müssen sich bewusst sein, dass sie das Virus auch dann weitergeben können, wenn gerade keine Symptome im Genitalbereich vorliegen, und dass eine Übertragung ohne Geschlechtsverkehr möglich ist. Die Verwendung von Kondomen bietet keinen 100-prozentigen Schutz vor Genitalherpes, so wichtig sie zur Vermeidung sexuell übertragbarer Krankheiten sind.

## Genitalherpes: Wirkstoffe & Methoden im Überblick

Eine Auswahl von Methoden, die im Rahmen der naturwissenschaftlich orientierten Schulmedizin oder im Rahmen der aufgrund von Studien oder empirischen Daten anerkannten Ganzheitsmedizin gelten, oder für die es beachtenswerte Hinweise auf eine Wirksamkeit gibt.

| Wirkstoff/ Methode | Genitalherpes/ Anmerkungen | Siehe Seite | Effektivität Akute Phase | Effektivität Vorbeugung |
|---|---|---|---|---|
| Virostatika zum Einnehmen | Unter bestimmten Bedingungen auch zur Vorbeugung geeignet | 82 | xx | (x) |
| Virostatika Lokaltherapie | Auch lindernde Wirkung | 82 | xx | - |
| Zink Lokaltherapie | Vor allem in der Anfangsphase wirksam; Hinweise auf antivirale Wirkung | 84 | xx | - |
| Zink Supplementierung | Kann die Abheilung unterstützen; Stärkung der Immunabwehr | 84 | x | xx |
| Lysin | Kann die Abheilung unterstützen; Stärkung der Immunabwehr | 98 | x | xx |
| Melisse | Antivirale Wirkung | 113 | xx | - |
| Salbei | Antivirale Wirkung | 117 | xx | - |
| Ätherische Öle | Antivirale Wirkung | 119 | xx | - |
| Selen | Stärkung der Immunabwehr | 92 | x | xx |
| Vitamin B | Mögliche Unterstützung der Wundheilung; Schmerzreduktion | 103 | x | x |
| Homöopathie | Unterstützung der Abheilung; Unterstützung der Immunabwehr | 127 | xx | xx |
| Akupunktur | Schmerztherapie; Unterstützung körpereigener Regulationsmechanismen | 125 | x | xx |
| Hypnose | Unterstützung körpereigener Regulationsmechanismen; Schmerztherapie | 132 | x | xx |
| Sitzbäder | Linderung der Beschwerden | 58 | x | - |

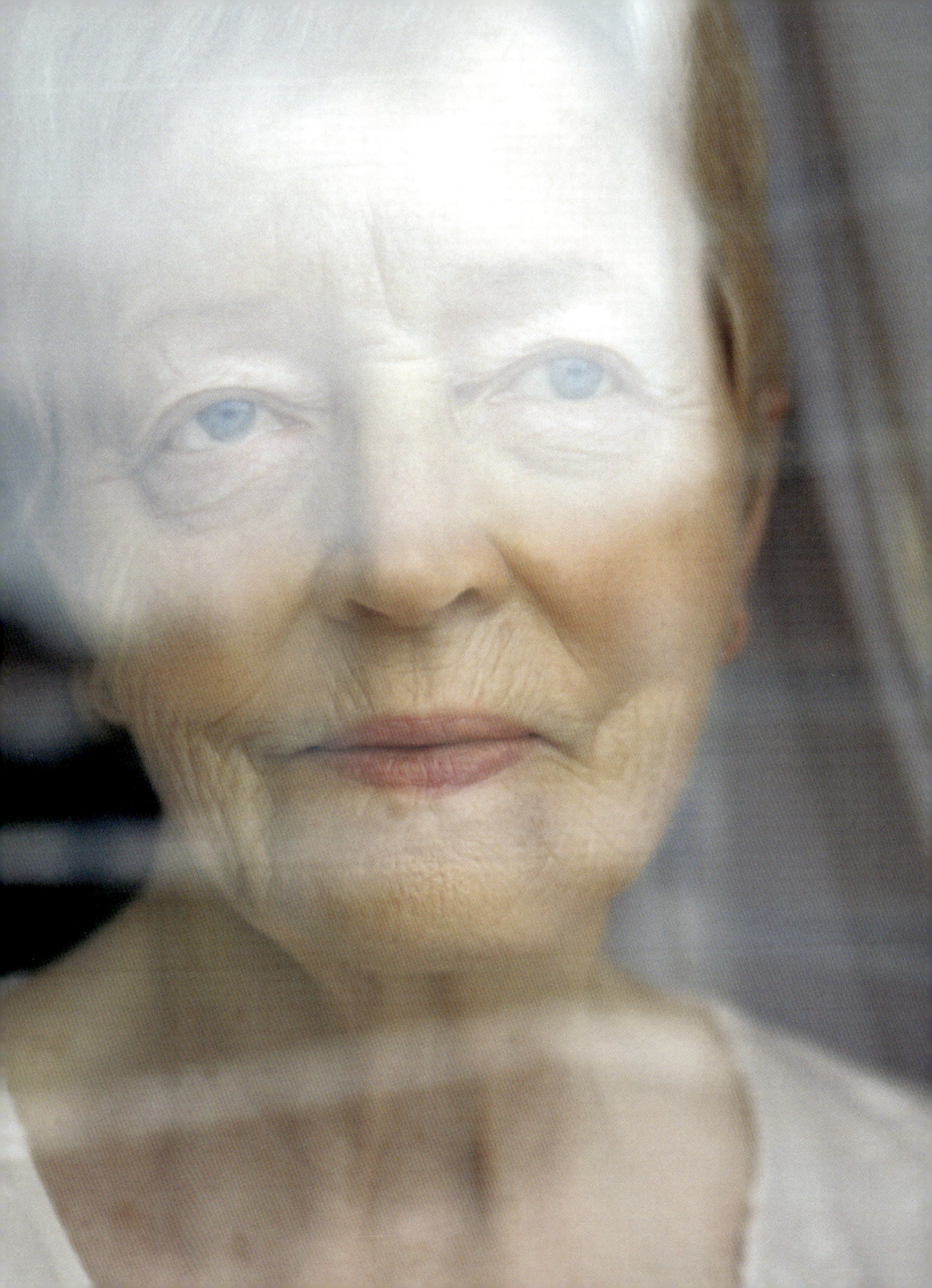

Herpes zoster

Gesichtsrose

Gürtelrose

Schafblattern

Feuchtblattern

Windpocken

# Varicella zoster

## Im Blickpunkt:

## Herpes zoster alias Gürtelrose

Während Schafblattern noch als (meist) harmlose Kinderkrankheit durchgehen können, entwickeln spätere Ausbrüche von Varicella zoster in Form einer Gürtelrose oder Gesichtsrose häufig eine schwerwiegende und äußerst schmerzhafte Symptomatik.

Varicella zoster ist für zwei ganz unterschiedliche Erkrankungen verantwortlich: Für die Schafblattern, auch Feuchtblattern, Windpocken oder Varizellen genannt, und für Herpes zoster beziehungsweise Gürtelrose. Fast alle Erwachsenen sind mit Varicella zoster infiziert, da sie in der Kindheit Schafblattern gehabt haben. 90 Prozent der Erkrankungsfälle an Schafblattern ereignen sich zwischen dem 1. und 14. Lebensjahr. „Saison“ hat die Erkrankung in Winter und Frühjahr.

Die Bezeichnung Windpocken erinnert daran, dass Varicella-zoster-Infektionen früher nur schwer von den „echten“ Pocken unterschieden werden konnten. Das Virus ist außerordentlich ansteckend. 9 von 10 Personen, die mit dem Virus in Kontakt kommen, werden krank. Dafür kann eine lebenslange Immunität bestehen bleiben – zumindest vor Schafblattern ist man dann geschützt.

Seit einigen Jahren gibt es eine Schutzimpfung gegen Varicellen, die zu den allgemeinen Impfempfehlungen für Kinder gehört. Der Schutz hält 6 bis 10 Jahre an. Die Impfung wurde eingeführt, da die Schafblattern nicht nur als harmlose Kinderkrankheit zu betrachten sind. Zwar verlaufen sie im Kindesalter im Allgemeinen weniger schwer als bei Erwachsenen, wo sogar bei intaktem Immunsystem Probleme durch begleitende Lungenentzündungen wesentlich häufiger sind. Aber auch bei Kindern verläuft ein gewisser Anteil der Erkrankungen problematisch.

## Primärinfektion – Schafblattern

Die Ansteckung mit Varicella zoster erfolgt zumeist über eine Tröpfcheninfektion bei Sprechen, Niesen oder Husten. Das Virus dringt in die Schleimhäute der oberen Atemwege ein, vermehrt sich vor allem im nahegelegenen Gewebe und erreicht dann andere Organe. Nach einigen Tagen gelangt es in die Leber, wo ein nächster Vermehrungsschub stattfindet. Etwa zwei Wochen nach der Infektion ist der ganze Organismus mit Viren überschwemmt und die Haut wird voll erfasst.

Schafblattern bei Kindern äußern sich in den ersten Tagen im Allgemeinen nur durch leichtes Fieber und eine anfänglich masernähnlich fleckige Haut vor allem an Kopf und Rumpf. Das Allgemeinbefinden ist oft wenig beeinträchtigt. Bald treten, meist von Kopf und Rumpf ausgehend, am gesamten Körper inklusive Kopfhaut und Mund Bläschen auf, die sich in der Folge eintrüben, aufplatzen und verkrusten. Die Erkrankung dauert im Schnitt zwei Wochen und verläuft in Schüben, sodass rötliche Flecken, frische und verkrustete Bläschen nebeneinander zu beobachten sind. Das Nebeneinander der verschiedenen Phasen wird auch als Heubnersche Sternkarte bezeichnet. Die Haut juckt. Das Kratzen führt nicht selten zu bakteriellen Infektionen mit Eiterungen, die nach dem Abheilen schüsselförmige Narben hinterlassen. Die Bläschen enthalten Massen von Viren. Ansteckungsgefahr besteht aber schon 4 Tage vor deren Auftreten und hält bis 5 Tage nach Abklingen an. Erwachsene leiden meist zusätzlich unter beträchtlichen Kopf- und Gliederschmerzen, nicht selten auch unter einer begleitenden Lungenentzündung.

Nach dem Abklingen der Erkrankung ziehen sich die Viren in Nervenknoten (Ganglien) entlang des Rückenmarks zurück und treten in die Latenzphase ein.

## Reaktivierung/Rezidiv – Gürtelrose

Verschiedene innere und äußere Faktoren können dazu führen, dass sich die Viren wieder vermehren. Zu den Auslösern zählen Stress, chemische und physikalische Reize sowie immunsuppressive Therapien.

Eine Reaktivierung der Varicella-zoster-Viren wird als Herpes zoster oder Gürtelrose bezeichnet. In Österreich erkranken schätzungsweise etwa 40.000 Personen pro Jahr daran, in Deutschland sind es an die 400.000. Dabei handelt es sich fast ausschließlich um Erwachsene, Kinder entwickeln höchst selten einen Herpes zoster, etwa, wenn sie schon eine intrauterine Infektion mit Varicella zoster durchgemacht haben oder an einer schweren Immunschwäche leiden.

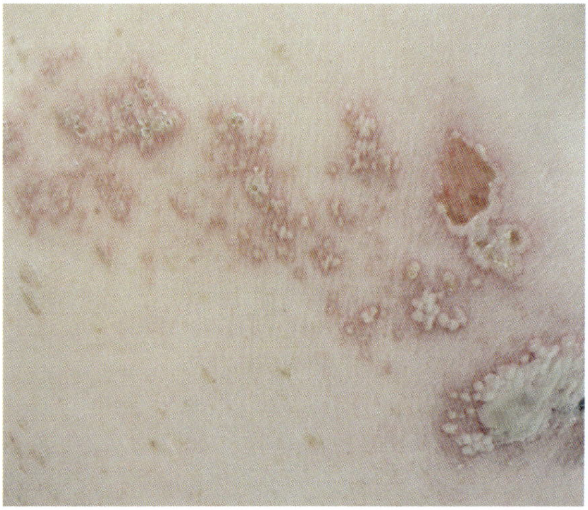

Normalerweise geht die Virusvermehrung von nur einem befallenen Nerv aus. Im Versorgungsbereich dieses Nervs bilden sich als sichtbares Zeichen Rötungen und vorwiegend gruppierte Bläschen, die sich nach kurzer Zeit eintrüben und verkrusten. Typischerweise sind sie streng einseitig am Oberkörper vom Rücken nach vorne verlaufend zu finden – daher der Name Gürtelrose – sie können aber überall auftreten. Eine typische Gürtelrose breitet sich vom Rücken her aus. Wenn die ersten Bläschen schon austrocknen, bilden sich an der Seite und am Bauch noch neue. Die Temperatur ist häufig leicht erhöht, Fieber ist selten.

Relativ häufig geht der Herpes zoster vom Gesichtsnerv (Trigeminus) aus und wird dann als Gesichtsrose bezeichnet. Bläschen bilden sich auch im Gesicht auf einer Seite und enden auch hier häufig in einer auffallend geraden Linie in der Körpermitte. Herpes zoster um die Augen kann mit einem Befall der Netzhaut einhergehen. Das ist im Allgemeinen zwar weniger gefährlich als eine Augeninfektion mit Herpes simplex Typ 2, aber alles andere als harmlos. Sind die Augen betroffen, spricht man von Zoster opthalmicus. Wenn ein Ohr erfasst wird (Zoster oticus, Ramsay-Hunt-Syndrom), so geht dies bei jedem Zweiten mit einer – meist vorübergehenden – Lähmung des Gesichtsnervs (Fazialislähmung) einher. Mitunter bleiben die Herpes-zoster-Bläschen mehrheitlich auf die von Haaren verdeckte Kopfhaut beschränkt.

Die Hautsymptome halten weniger lang an als bei der Primärinfektion, das Rezidiv ist aber meist von außerordentlich starken Schmerzen begleitet. Diese treten in drei von vier Fällen schon vor dem Ausschlag auf und werden als brennend, stechend und klopfend/hämmernd beschrieben. Leichteste Berührungen oder ein Lufthauch können sie weiter verstärken. Die Schmerzen können in gleichbleibender Stärke längere Zeit anhalten. Sind es vom Auftreten der Bläschen an gerechnet mehr als vier Wochen, so liegt der Definition zufolge eine Zoster-Neuralgie beziehungsweise Post-Zoster-Neuralgie vor.

Insgesamt entwickeln rund 20 Prozent der Bevölkerung zumindest einmal im Leben einen Herpes zoster. Die Tendenz ist steigend, was auf die Zunahme der Lebenserwartung zurückgeführt wird. Der wichtigste „Risikofaktor" für eine Gürtelrose ist nämlich fortgeschrittenes Alter. Der Grund liegt darin, dass eine spezielle Komponente des Immunsystems – die zelluläre Immunität – mit zunehmendem Alter schwächer wird. Frauen sind etwas häufiger betroffen als Männer. Auch die Wahrscheinlichkeit einer Post-Zoster-Neuralgie steigt mit dem Alter. Bei 20- bis 30-jährigen Patienten mit Herpes zoster leiden 2 bis 3 Prozent mehr als einen Monat lang unter Schmerzen, bei 60- bis 70-Jährigen sind es fast zwei Drittel.

Bei einer Post-Zoster-Neuralgie können unterschiedliche Formen von Schmerz auftreten. Ein brennender, bohrender Dauerschmerz, dazwischen plötzlich auftretende und kurze Schmerzattacken sowie heftigste Berührungsschmerzen, die schon durch leichte Kleidung ausgelöst werden können.

Die Schmerzen bei der Post-Zoster-Neuralgie bleiben zumeist nicht auf das ursprünglich von Herpes zoster betroffene Areal beschränkt, sondern weiten sich auf andere Körperteile aus. Häufig kommt es zu Sensibilitätsstörungen, die sich als Kribbeln oder Taubheitsgefühl äußern können.

Ein neuerliches Auftreten von Herpes zoster gilt bei einem ansonsten intakten Immunsystem als wenig wahrscheinlich. Neueren Untersuchungen zufolge dürften wiederholte Ausbrüche von Herpes zoster jedoch häufiger vorkommen als bisher angenommen. In seltenen Fällen ist die Vermehrung der Viren auf das Rückenmark beschränkt (Myelopathie), wobei Hautsymptome ausbleiben.

## Behandlung von Varicella-zoster-Infektionen

Bei ansonsten gesunden Kindern steht bei der Behandlung von Schafblattern die Linderung des mit den Bläschen verbundenen Juckreizes im Mittelpunkt. Dabei kommen Cremes, Lotionen, Schüttelmixturen oder Pasten zum Einsatz, die den Juckreiz dämpfen und das Austrocknen der Bläschen fördern. Lokale Virostatika werden nicht verwendet. Eine Behandlung mit systemischen Virostatika ist nur bei Problemfällen wie bei Neugeborenen oder Kindern mit Immunstörungen erforderlich und sinnvoll. Wenn Kinder unter Schmerzen klagen, so ist bei der Wahl der Schmerzmittel zu beachten, dass bei Kindern mit viralen Infekten keine Acetylsalicylsäure eingesetzt werden sollte. Wenn es auch sehr selten vorkommt, so besteht doch ein Zusammenhang mit dem Reye-Syndrom, eine Art von Gehirnentzündung. Die bei Jugendlichen und Erwachsenen tendenziell schwerer verlaufenden Schafblattern erfordern häufig eine entsprechend intensivere Behandlung.

### Herpes zoster

Anders sieht es bei Herpes zoster aus. Hier ist im Allgemeinen eine möglichst frühe Behandlung mit systemischen Virostatika sinnvoll, weil dadurch nicht nur die akuten Hautprobleme und Schmerzen, sondern möglicherweise auch das Risiko einer Post-Zoster-Neuralgie verringert werden kann. Aus denselben Gründen sollte eine frühzeitige und ausreichende Schmerztherapie erfolgen und daher ist dringend zu empfehlen, beim ersten Verdacht auf eine Gürtelrose unbedingt einen Arzt aufzusuchen. Ein therapeutischer Impfstoff mit Antikörpern gegen Varicella zoster bringt bei ansonsten gesunden Personen keinen Nutzen mehr, sobald sich die ersten Symptome zeigen.

Lokale Virostatika haben bei Herpes zoster keinen therapeutischen Nutzen und daher keine Bedeutung. Um die Abheilung der Bläschen und anderer Hautsymptome zu beschleunigen, sind anfangs Puder von Nutzen, da sie die Austrocknung fördern. Zur Linderung der Beschwerden empfiehlt es sich generell, die Haut trocken und warm zu halten. Dabei hat sich der Puder-Watte-Verband besonders bewährt. In der Abheilungsphase helfen Salben, die Krusten zu lösen.

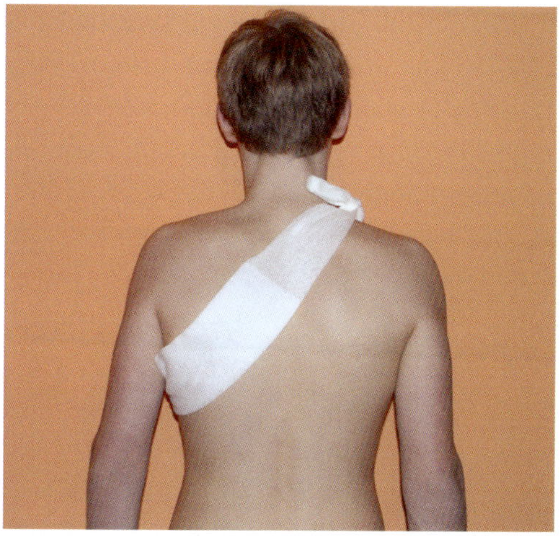

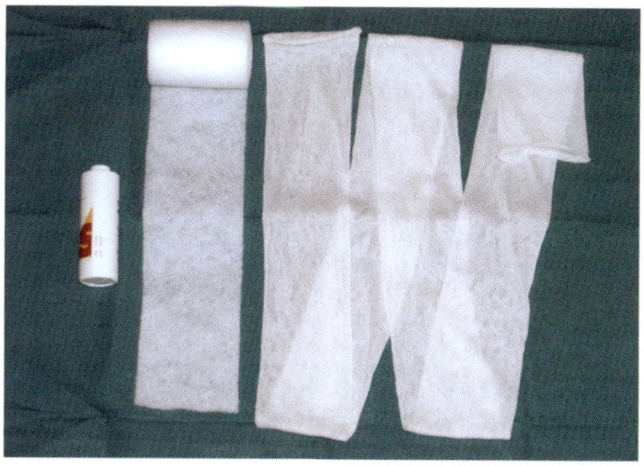

Der Puder-Watte-Verband hat sich bei der Gürtelrose als Schutz und zur Unterstützung der Austrocknung der Herpesbläschen bewährt. Man braucht dazu einen Verbandsmull-Schlauch von etwa 2 m Länge (z.B. t-g-Schlauch Nr. 5 oder breiter), eine Watterolle von einer Breite, die in diesen Schlauch passt (z.B. Cellona), und medizinisches Puder, das auch antibiotisch wirksam sein kann, um das Risiko bakterieller Infektionen hintan zu halten (z.B. Baneocin-Puder).

Zuerst schneidet man ein Stück der Watterolle ab, je nach Größe des betroffenen Areals etwa einen halben Meter. Die Watte wird in die Mitte des Verbandsmull-Schlauchs geschoben und glatt gestreift. An der Innenseite mit Puder versehen, wird der Schlauch diagonal über den Oberkörper gelegt und unter wenig Druck zusammengebunden

Auf diese Art und Weise kann bei einer Gesichtsrose auch ein „Stirnband-Verband" hergestellt und angelegt werden.

Die Schmerztherapie ist nach individuellen Gegebenheiten und Bedürfnissen abzustimmen und muss daher in diesem Sinn vom betreuenden Arzt gemanagt werden. Grundsätzlich unterscheiden sich die Ursachen der Schmerzen in Abhängigkeit von der Erkrankungsphase. Die Schmerzen in der akuten Phase haben ihre Ursachen vor allem in entzündlichen Prozessen, später und besonders bei der Post-Zoster-Neuralgie liegen wie erwähnt zentralnervöse Ursachen vor. Dementsprechend können sich die optimalen Schmerzmittel nach der Krankheitsphase unterscheiden. Diese und die Intensität der Schmerztherapie insgesamt muss im Einzelfall vom betreuenden Arzt abgestimmt werden. Unter Umständen ist eine Betreuung durch spezialisierte Ärzte oder in einer spezialisierten Einrichtung wie einer Schmerzambulanz oder -klinik sinnvoll.

Zur Behandlung schon lang anhaltender, chronifizierter Schmerzen kann auch eine Elektrotherapie eingesetzt werden. Bei einer sogenannten TENS-Behandlung (Transkutane elektrische Nervenstimulation) – ein von Akupunkturmethoden abgeleitetes Behandlungsverfahren – trägt man ein kleines Gerät mit sich, das mit Elektroden verbunden ist, die an Schmerz- bzw. Akupunkturpunkten selbstklebend oder mittels Pflaster fixiert sind. Somit handelt es sich dabei im Grunde genommen um eine Sonderform der Akupunktur. Mit Akupunktur oder Akupressur werden generell gute Erfolge erzielt.

Ebenfalls bei einer lang anhaltenden Post-Zoster-Neuralgie kann eine Neuraltherapie sinnvoll sein – keinesfalls aber während der Zosterphase. Dabei werden Lokalanästhetika an schmerzenden Stellen in die Haut injiziert. Es handelt sich dabei um ein regulationstherapeutisches Verfahren.

Bei einer Post-Zoster-Neuralgie werden häufig Antidepressiva eingesetzt, aber in niedrigerer Dosierung als bei depressiven Erkrankungen. Sie unterdrücken die Weiterleitung von Schmerzsignalen im Rückenmark und können vor allem bei älteren Menschen ausgesprochen hilfreich sein. Auch Mittel gegen Krampfanfälle beziehungsweise Epilepsie, sogenannte Antikonvulsiva/Antiepeleptika, sind als Schmerzmittel bei Herpes zoster häufig sinnvoll. Ihre Wirkung beruht darauf, dass sie die Erregbarkeit von Nervenzellen herabsetzen.

Es gibt eine Reihe weiterer Ansätze, die mit Herpes zoster verbundenen Schmerzen zu behandeln. Dazu gehört eine Lokaltherapie mit Capsaicin, das für die Schärfe in Chili verantwortlich ist. Der Wirkstoff zerstört die „Antennen" für Schmerzsignale auf Nervenzellen in der Haut. Es dauert im Allgemeinen einige Wochen, bis der schmerzdämpfende Effekt von Capsaicin-Präparaten spürbar wird. Lokalanästhetisch wirkende Gele, Cremes, Salben oder Pflaster helfen, die Schmerzen kurzfristig zu lindern.

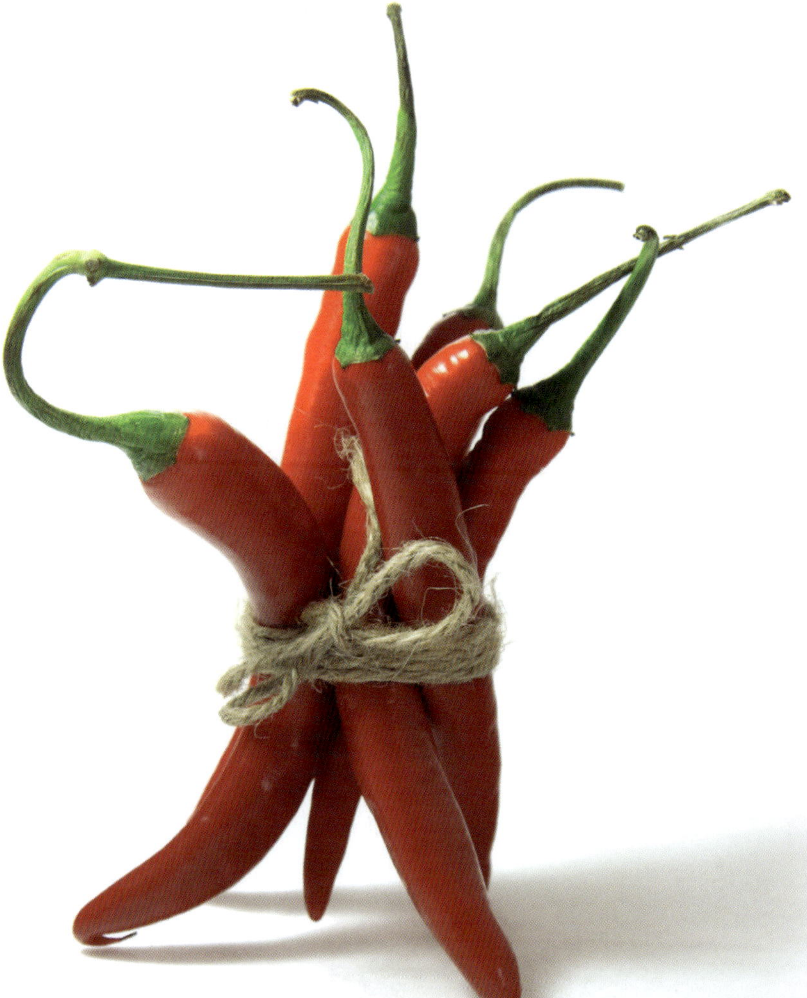

Hypnose kann einen Beitrag zur Bewältigung und Linderung der durch Herpes zoster hervorgerufenen Schmerzen bis zur Post-Zoster-Neuralgie leisten. In diesem Zusammenhang ist von einem „schmerzdistanzierenden" Verfahren die Rede.

## Vorbeugung

Eine spezifische Vorbeugung gegen Gürtelrose ist möglich. Für Personen ab 50 steht eine spezifisch gegen Herpes zoster wirkende Schutzimpfung zur Verfügung. Die Varicellen-Impfung schützt nicht vor Herpes zoster. Ansonsten kann eine Stärkung des Immunsystems dazu beitragen, die Wahrscheinlichkeit, eine Gürtelrose oder Gesichtsrose zu entwickeln, zu verringern. Für die Stärkung des Immunsystems gilt dasselbe wie für Herpes simplex Typ 1 auf Seite 46 ff beschrieben.

## Herpes zoster: Wirkstoffe & Methoden im Überblick

Hier folgt eine Auswahl von Methoden, die im Rahmen der naturwissenschaftlich orientierten Schulmedizin oder im Rahmen der aufgrund von Studien oder empirischen Daten anerkannten Ganzheitsmedizin gelten, oder für die es beachtenswerte Hinweise auf eine Wirksamkeit gibt.

Die Schmerztherapie bei Herpes zoster erfordert eine spezielle Expertise und kann sinnvollerweise nur unter ärztlicher Anleitung und in Abstimmung mit individuellen Gegebenheiten erfolgen.

| Wirkstoff/ Methode | Herpes zoster/ Anmerkungen | Siehe Seite | Effektivität Akute Phase | Effektivität Vorbeugung |
|---|---|---|---|---|
| Virostatika zum Einnehmen | Möglichst frühe Einnahme | 82 | xx | (x) |
| Lokal wirkende Schmerzmittel | Anwendung in den ersten Tagen | 66 | xx | - |
| Schmerzmittel zum Einnehmen | Verschiedene Substanzen je nach Phase der Erkrankung | 66 | xx | - |
| Antidepressiva | Postzoster-Neuralgie | 68 | - | - |
| Antikonvulsiva, Antiepileptika | Postzoster-Neuralgie | 68 | - | - |
| Zink Lokaltherapie | Vor allem in der Anfangsphase wirksam | 84 | xx | - |
| Zink Supple-mentierung | Kann die Abheilung unterstützen; Stärkung der Immunabwehr | 84 | x | xx |
| Lysin | Kann die Abheilung unterstützen; Stärkung der Immunabwehr | 98 | x | xx |
| Ätherische Öle | Vor allem im Rahmen einer unterstützenden, wohltuenden Anwendung als Duftöle, z.B. Rosengeranie | 119 | x | - |
| Selen | Stärkung der Immunabwehr | 92 | x | x |
| Vitamin B | Mögliche Unterstützung der Wundheilung; Schmerzreduktion | 103 | x | x |
| Homöopathie | Unterstützung der Abheilung; Unterstützung der Immunabwehr | 127 | xx | xx |
| Akupunktur | Schmerztherapie; Unterstützung körpereigener Regulationsmechanismen | 125 | xx | x |
| Hypnose | Unterstützung körpereigener Regulationsmechanismen; Schmerztherapie | 132 | x | xx |

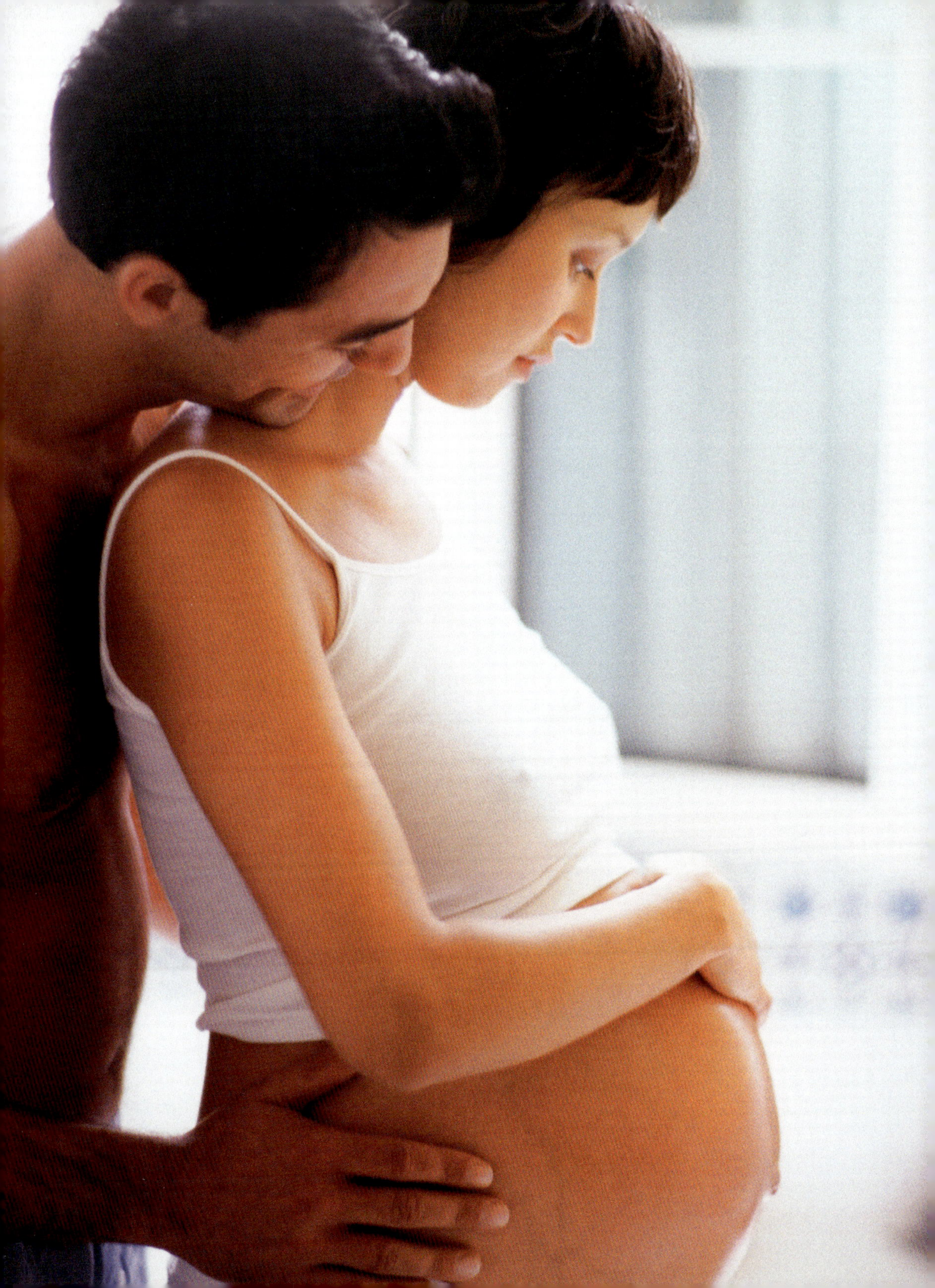

Gestörtes Immunsystem

Spezielle Stellen

Schwangerschaft

Erkrankungen

# Herpes in schwierigen Situationen

## Herpesviren können auch bedrohlich werden

Je nach Immunlage, anderen Erkrankungen oder individuellen Umständen können Herpesviren über Fieberblasen, Genitalherpes oder Gürtelrose hinaus eine Reihe anderer Erkrankungen hervorrufen, die auf jeden Fall einer ärztlichen Behandlung und Betreuung bedürfen.

Herpesviren können je nach Immunlage des Betroffenen und anderen Umständen eine Reihe verschiedener Erkrankungen auslösen, die in praktisch allen Fällen eine ärztliche Behandlung notwendig machen. Hier wird lediglich ein Überblick über diese zwar nicht sehr häufigen, aber teilweise sehr bedrohlichen, herpesbedingten Erkrankungen gegeben.

### Behandlung von schwierigen Herpesinfektionen

In problematischen Situationen ist die ärztliche Betreuung eine Notwendigkeit und zumindest hierzulande praktisch immer gegeben. Die Behandlung kann abhängig von den individuellen Gegebenheiten des Patienten sehr unterschiedlich aussehen und wird je nach Erfordernissen durch den Arzt gestaltet. Eine zentrale Rolle nehmen dabei Virostatika ein, die häufig „systemisch" – also zum Einnehmen oder als Infusion – verabreicht werden. Je nach den betroffenen Körperregionen beziehungsweise Organen, nach eventuell vorhandenen anderen Erkrankungen und zusätzlichen Infektionen können weitere Medikamente sinnvoll sein. Dabei nehmen Schmerzmittel eine zentrale Rolle ein, da Herpesinfektionen aufgrund des engen Zusammenhangs mit dem Nervensystem ausgesprochen schmerzhafte Erkrankungen sind.

## Herpes an ungewöhnlichen Stellen

Die Haut im Gesichts- oder Genitalbereich wird von Herpes simplex zwar eindeutig bevorzugt, grundsätzlich können die Viren aber jede Region des Körpers befallen. Das passiert vor allem dann, wenn die Haut beschädigt ist und ihre Funktion daher beeinträchtigt, und dabei besonders in Regionen, die viel mit der Umgebung in Berührung kommen. Die betroffenen Stellen schmerzen stark, werden rötlich und in der Folge bilden sich Bläschen. Abgesehen von allgemeiner Abgeschlagenheit und Krankheitsgefühl ähnlich einer Grippe können Nervenschmerzen (Neuralgien) auftreten und naheliegende Lymphknoten geschwollen sein. Einige dieser Manifestationen sind unter einem eigenen Namen bekannt.

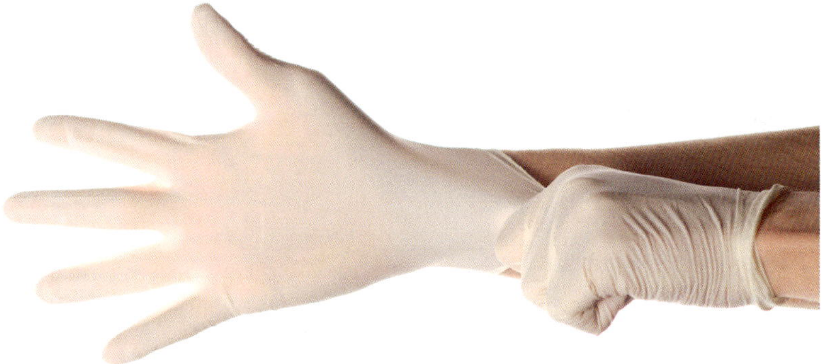

## Nagelbettentzündung/Umlauf

Eine andere Bezeichnung lautet Panaritium. Bei dieser extrem schmerzhaften Form einer Herpesinfektion kommt es zu einer massiven Vermehrung der Viren an Fingerkuppen und/oder Nagelbett, hin und wieder an Zehen. Herpes an den Fingern tritt gehäuft bei Angehörigen von Gesundheitsberufen wie Pflegepersonen oder im zahnärztlichen Bereich auf, die immer wieder mit infizierten Körperflüssigkeiten in Kontakt kommen. Dabei können sogenannte sekundäre Infektionen, die normalerweise aufgrund der Immunmechanismen von Virusträgern nicht zu Symptomen führen, eine Aufflammen der körpereigenen Viren herbeiführen beziehungsweise die Vermehrung der „neuen" Viren durchsetzen.

Ein solcher sogenannter kutaner Herpes heilt zwar von selbst nach zwei bis drei Wochen ab, neigt aber dazu, an derselben Stelle wiederzukehren. Er kann unter

Umständen mit bakteriellen Schmutz- und Schmierinfektionen verwechselt werden. Als bakterielle Erkrankung sollte eine Impetigo contagiosum mit Antibiotika behandelt werden.

## Herpes gladiatorium

Eine ganz eigene Risikogruppe für kutane Herpes-Symptome stellen Sportler wie Ringer oder Rugby-Spieler dar. Bei ihnen kommt es als Folge des häufigen und engen Körperkontakts relativ häufig zur Begegnung mit Herpesviren der Gegner. Herpes gladiatorum ist typischerweise durch Läsionen im Gesicht, am Hals und an den Armen gekennzeichnet.

## Eczema herpeticatum

Als Eczema herpeticatum wird eine vor allem bei Patienten mit atopischer Dermatitis (atopische Dermatitis, atopisches Ekzem) auftretende Form von Herpes bezeichnet. Sie ist mitunter schwierig zu erkennen, weil die typischen Bläschen nicht immer ausgebildet werden und das Hautbild einer bakteriellen Infektion ähnelt. Es bilden sich großflächige Ekzeme mit kleinen, ausgestanzt wirkenden Erosionen der Haut vor allem im Gesicht, aber auch an anderen Körperteilen. Der Allgemeinzustand ist stark beeinträchtigt und durch ein ausgeprägtes Krankheitsgefühl gekennzeichnet.

Alle Beeinträchtigungen der natürlichen Barrierefunktion der Haut, Verbrennungen zum Beispiel, erhöhen das Gefährdungspotenzial durch Herpes- und andere Viren. Die Viren können sich wesentlich leichter ausbreiten und große und tiefe Infektionsareale bilden.

## Augen

Herpes simplex – vor allem Typ 1 – kann auch die Augen betreffen und eine gefährliche Entzündung auslösen. In diesem Fall ist besondere Wachsamkeit geboten und sofort ein Arzt aufzusuchen. In den Industrieländern sind durch Herpesviren hervorgerufene Hornhautentzündungen (Herpes-Keratitis) nach wie vor die Hauptursache für von der Hornhaut ausgehende Erblindungen.

Die schmerzhafte Augenerkrankung beginnt plötzlich und geht mit verschwommenem Sehen und Sekretbildung einher. Sie entwickelt sich meist einseitig. Die Haut um das Auge ist gerötet, das Lid geschwollen und unter Umständen mit den typischen Bläschen besetzt. Das Risiko eines erneuten Auftretens ist hoch. Eine Herpes-Hornhautentzündung wiederholt sich mit einer Wahrscheinlichkeit von 25 bis 50 Prozent innerhalb von zwei Jahren.

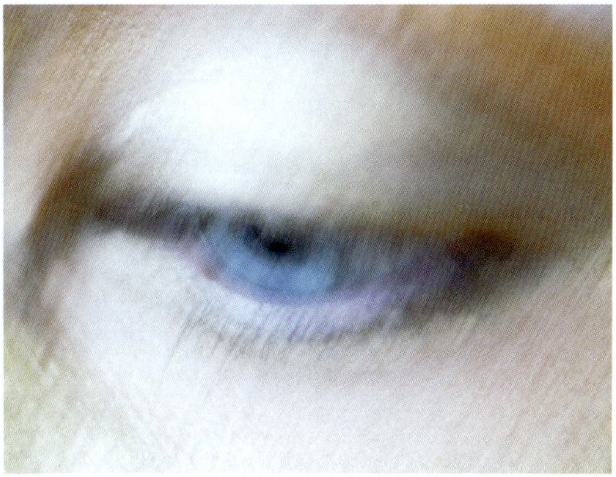

Eine Netzhautnekrose aufgrund einer Herpesinfektion ist eine seltene Erkrankung mit einem hohen Risiko, zu erblinden. Sie wird vor allem durch Herpes simplex, bisweilen durch Varicella zoster, hervorgerufen.

## Schwangerschaft & Baby

Während einer Schwangerschaft stellen viele Infektionskrankheiten, die ansonsten gut beherrschbar sind, ein größeres potenzielles Risiko dar, vor allem für das Kind. Das gilt auch für Herpesviren. Während Fieberblasen in der Schwangerschaft keine Bedrohung darstellen – weder für die Mutter noch für das Kind –, sieht es bei Genitalherpes anders aus.

Bei einer akuten Infektion mit Herpes simplex Typ 2 während der Schwangerschaft ist das Risiko einer Fehlgeburt oder einer schwerwiegenden Erkrankung des Kindes beträchtlich. Das größte Problem dabei ist wiederum, dass die Rezidive von Herpes genitalis so häufig ohne Symptome verlaufen.

Bei Genitalherpes wird das Kind mit einiger Wahrscheinlichkeit über die Plazenta infiziert, was durch eine antivirale Behandlung der Mutter aber verhindert werden kann. Virostatika können auch während der Schwangerschaft eingenommen werden. Ein Kaiserschnitt kann den Kontakt des Kindes mit den hochinfektiösen Bläschen im Geburtskanal verhindern und wird bei Genitalherpes daher im Allgemeinen empfohlen.

Wird das Neugeborene mit Herpesviren infiziert, spricht man von einem sogenannten Herpes neonatorum. Herpesviren können bei Neugeborenen nicht nur Haut und Schleimhaut befallen, sondern darüber hinaus innere Organe und zum Beispiel dementsprechend schwere Lungen- und Gehirnhautentzündungen hervorrufen. Meist kommt es dabei zu anhaltenden Schädigungen der Organe und des Gehirns. Ein Herpes neonatorum verläuft bei jedem zweiten Kind trotz Behandlung tödlich.

Eine primäre Varicella-zoster-Infektion (Schafblattern) der Mutter im ersten Schwangerschaftsdrittel geht mit einem hohen Risiko einer Fehlgeburt oder Missbildungen des Kindes einher. Dabei treten spezielle Veränderungen an Haut, Gliedmaßen, Augen und Gehirn auf. Im letzten Trimester besteht vor allem die Gefahr einer Frühgeburt, es sind aber auch noch Fehlbildungen möglich. Wird das Kind während der Geburt oder kurz danach mit Varicella zoster infiziert, ist es hoch gefährdet. Die Sterblichkeit liegt bei 30 Prozent. Als Gegenmaßnahme wird eine Schutzimpfung für Frauen im gebärfähigen Alter empfohlen. Bei einer Infektion während der Schwangerschaft kann abgesehen von einer antiviralen Therapie eine therapeutische Impfung helfen, eine Schutzimpfung ist während der Schwangerschaft nicht möglich.

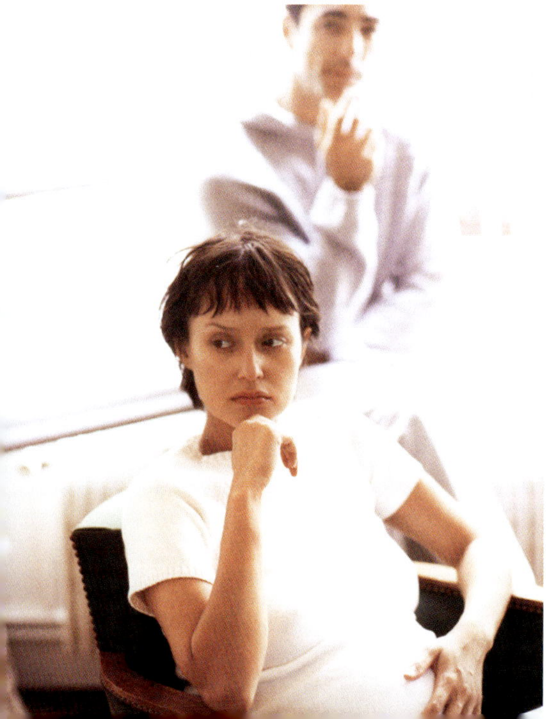

## Nervensystem

Herpesviren stehen in Verdacht, mit einigen neurologischen Erkrankungen in Verbindung zusammenzuhängen. Jedenfalls ist Herpes simplex Typ 1 eine häufige Ursache für eine vorübergehende Lähmung des Gesichtsnervs (Fazialisparese). Auch Varicella zoster kann eine solche Auswirkung zeitigen. Nachgewiesen ist weiters, dass Herpes simplex Typ 1 in seltenen Fällen eine gefährliche Form der Gehirnentzündung (Herpesenzephalitis) verursachen kann. Einige Formen von Gehirnhautentzündung stehen mit Herpes-simplex-Viren in Verbindung, wobei Viren vom Typ 2 die wahrscheinlicheren Auslöser sind.

## Immundefizienz

Für Personen mit einem stark geschwächten Immunsystem (Immundefizienz) stellen Herpesviren, so wie andere Viren auch, ein bedeutendes Risiko dar. Schwere Störungen des Immunsystems kommen zum Beispiel durch angeborene Erkrankungen oder HI-Infektionen zustande oder werden durch Medikamente im Rahmen einer Chemotherapie oder nach Transplantation zur Vermeidung der Abstoßung des fremden Gewebes verursacht.

Dabei steigt nicht nur die Wahrscheinlichkeit einer primären Infektion mit Herpesviren beziehungsweise eines Rezidivs. Bei Infektionen kommt es zu dramatisch schwereren, oft atypischen und chronischen Verläufen. Läsionen auf der Haut können sehr großflächig und tief sein, nicht selten vergesellschaftet mit weiteren viralen oder bakteriellen Infektionen. Die Infektion kann den gesamten Hals-Nasen-Ohren-Raum erfassen. Das Virus kann sich leicht im ganzen Körper ausbreiten und innere Organe befallen (viszeraler Herpes), Lunge, Gastrointestinaltrakt und Leber können betroffen sein. Bei der Therapie von Herpesinfektionen im Rahmen einer Immunschwäche ist es ganz besonders wichtig, auf eine ausreichende Dauer der Behandlung zu achten.

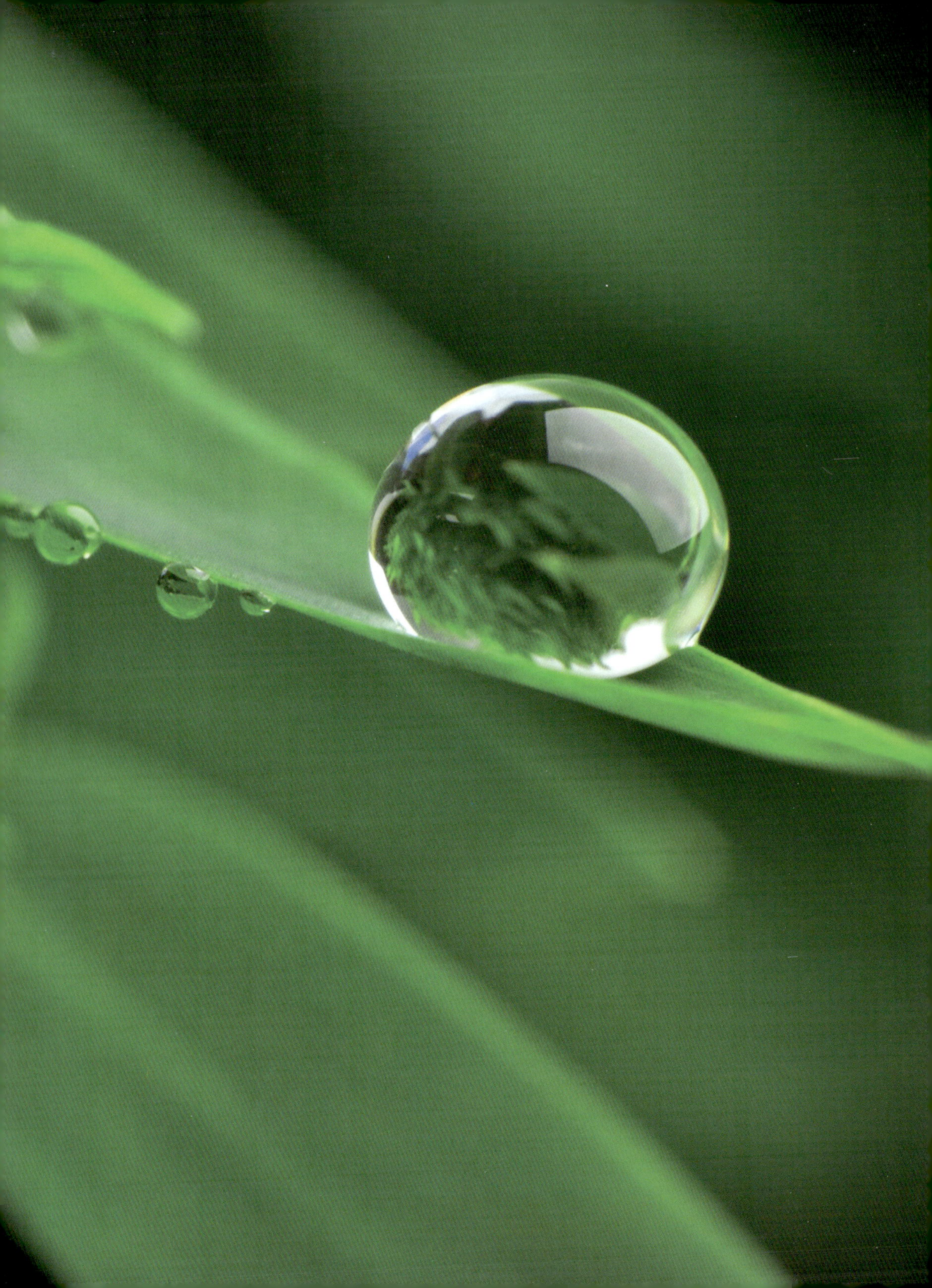

Virostatika

Lysin

Zink

Salbei

Melisse

Selen

Akupunktur

Ätherische Öle

Homöopathie

Vitamin B

Hypnose

# Therapie & Prävention

## Ausgewählte Verfahren im Detail

Herpesinfektionen sind nicht heilbar und bleiben das ganze Leben bestehen, wobei es vor allem bei Herpes simplex in Abhängigkeit von individuellen Faktoren zu mitunter sehr häufigen Ausbrüchen kommt. Dementsprechend ist eine Vielzahl therapeutischer und präventiver Methoden in Gebrauch.

# Virostatika

**Virostatika im weiteren Sinn sind virushemmende Substanzen. Hier wird auf Wirkstoffe eingegangen, die spezifisch gegen Viren wirken, indem sie in deren Vermehrungszyklus eingreifen.**

Spezifisch gegen Viren wirksame Substanzen wurden wesentlich später entdeckt als die gezielt gegen Bakterien wirkenden Antibiotika. Anfang der 1970er Jahre wurde der Wirkstoff Aciclovir entwickelt. Rund zehn Jahre später kam das erste Medikament auf den Markt, das gegen Viren wirkt, ohne andere Körperzellen zu schädigen. Damit war ein Meilenstein in der medizinischen Forschung gesetzt, der im Jahr 1988 mit dem Nobelpreis für die beiden auf diesem Gebiet führenden Forscher Gertrude B. Elion und George H. Hitchings gewürdigt wurde. Die Wirkung von Aciclovir beruht darauf, dass ein „falscher" DNA-Baustein in die von Viren befallenen Zellen eingeschleust wird, der dann in die Virus-DNA eingebaut wird und in der Folge zu einem Abbruch der Virus-DNA-Synthese führt.

Mittlerweile gibt es eine Reihe weiterer selektiv wirkender antiviraler Medikamente. Speziell zur Behandlung von Herpesinfektionen sind in Österreich derzeit vier Virostatika zugelassen – Aciclovir, Valaciclovir, Famciclovir und Brivudin. Da es bei unsachgemäßer Verwendung der meisten Virostatika zu Resistenzen kommen kann, sind diese so ausgelegt, dass sie in so einem Fall alternierend eingesetzt werden können.

Im Grunde genommen müsste eine ganze Reihe weiterer Wirkstoffe hier angeführt werden, denn Virostatikum bedeutet letztlich „virushemmendes Mittel" und das trifft auch auf andere Substanzen als die oben angeführten zu. In der Praxis wird der Begriff Virostatika aber häufig für eben diese Substanzen verwendet.

An dieser Stelle sei jedoch noch ein weiterer Wirkstoff angeführt, der speziell für die Bekämpfung von Fieberblasen eingesetzt wird: Docosanol. Diese Substanz kann verhindern, dass Herpesviren an den Zellen andocken und in die Zellen eindringen und somit einen Ausbruch von Fieberblasen verhindern oder mildern. Sie wird in Fieberblasencremes verwendet.

Die Anwendung von Virostatika kann je nach Erfordernis in recht unterschiedlicher Dosierung und in sehr unterschiedlicher Verabreichungsform erfolgen.

- Lokaltherapie zur örtlichen Anwendung als Fieberblasencreme oder Augensalbe, wobei unterschiedliche Konzentrationen der Wirkstoffe zur Verfügung stehen. Die Anwendung sollte möglichst bald nach Einsetzen der Symptome oder ersten Anzeichen erfolgen und je nach Angaben des Herstellers in kurzen Zeitabständen wiederholt werden. Aufgetragen wird die Creme oder Salbe am besten mit einem Wattestäbchen oder nach gründlichem Waschen beziehungsweise Desinfizieren der Hände. Die meisten Präparate sind rezeptfrei. Virostatika stellen in der Lokaltherapie potente Allergene dar. Bei einer systemischen Einnahme sind allergische Reaktionen jedoch sehr selten.

- Systemisch zum Einnehmen als Tabletten oder Saft. Die Konzentration des Wirkstoffs in Tabletten liegt je nach Präparat und Stärke zwischen 200 und 1000 mg (siehe Seite 136). Die Einnahme kann unter Umständen bei Fieberblasen sinnvoll sein, in jedem Fall aber bei Genitalherpes oder Herpes zoster. Diese Medikamente sind rezeptpflichtig.

- Systemisch als Infusion kann die Verabreichung bei schweren Verlaufsformen sinnvoll sein, da auf diese Weise eine besonders hohe Konzentration an Wirkstoffen am Zielort und das sehr rasch erreicht werden kann.

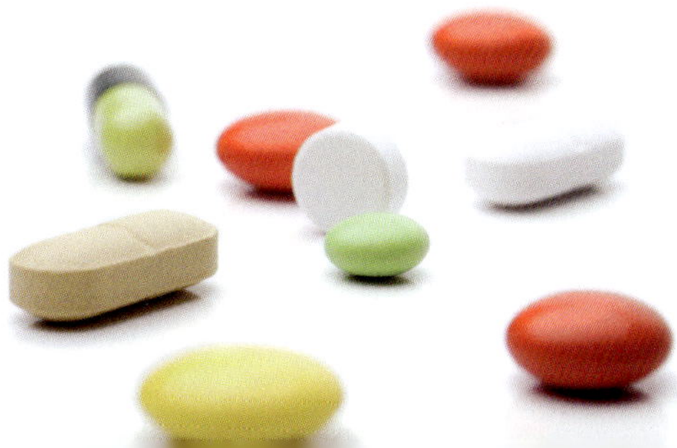

# Zink

**Dieses essentielle Spurenelement ist an besonders vielen Abläufen im Körper beteiligt, unter anderem trägt es zu einer optimalen Immunabwehr von Infektionen, aber auch zu einer besseren spezifischen Virusabwehr bei. Die Zinkversorgung in weiten Teilen der Bevölkerung liegt an der unteren Grenze.**

Zink ist ein essentielles Spurenelement, das in besonders viele Körperproteine eingebaut – es sind an die 250 – und damit an sehr vielen physiologischen Abläufen beteiligt ist. Zu den Enzymen, die Zink brauchen, um zu funktionieren, gehört unter anderem die Alkoholdehydrogenase, die für den Abbau von Alkohol benötigt wird. Insulin wird in Form von Zink-Komplexen in den Zellen der Bauchspeicheldrüse gespeichert. Die sogenannten Zinkfinger sind – wie der Name schon sagt – fingerartige Proteine, die von Zink zusammengehalten werden. Sie können die DNA-Helix an bestimmten Stellen umfassen und sie so quasi „einschalten" beziehungsweise veranlassen, dass die Information abgelesen und in Proteine übersetzt wird. Die Zinkfinger sind an der Regulation der Produktion von Rezeptoren für Steroidhormone (u.a. Sexualhormone) beteiligt.

Zink ist auch für den Gehirnstoffwechsel bedeutsam, und es spielt eine wesentliche Rolle für die Funktion des Immunsystems. Zink steuert die Entwicklung von weißen Blutkörperchen aus der Thymusdrüse zu aktiven T-Lymphozyten, die eine zentrale Rolle bei der Abwehr von Krankheitserregern und damit bei der Bekämpfung von Infektionskrankheiten spielen. Bei Zink-Mangel entsteht ein deutlicher Mangel an bestimmten Immunzellen aus der Thymusdrüse.

### Zink, Wundheilung & Salben

Zu den physiologischen Abläufen, die Zink benötigen, gehören die DNA-Synthese generell und die Bildung neuen Gewebes. Daher ist es für Wachstum und Entwicklung wichtig, das heißt überall dort, wo sich Zellen häufig erneuern, wie in der Haut und den Haarwurzeln, und damit auch für die Wundheilung. Dass eine lokale Zufuhr von Zink dabei hilfreich sein kann, stellen die Zinksalben und –pasten seit langem unter Beweis. Im Allgemeinen sollen Zinkpräparate eher am Rand von Wunden und offenen Stellen aufgebracht werden. Bei stark nässenden Wunden wie Herpesbläschen können und sollen sie ganzflächig aufgetragen werden, da in diesem Fall der austrocknende Effekt erwünscht ist. Dieser ist bei Zinkpasten noch größer, da hier ein Teil des Fettes durch Talk oder Stärke ersetzt wird.

## Bedarf und Ernährung

In den D-A-CH-Referenzwerten wird für Frauen eine Zufuhr von 7 mg Zink pro Tag und für Männer von 10 mg empfohlen. Die Weltgesundheitsorganisation WHO nennt 8 beziehungsweise 11 mg. Es wird angenommen, dass die empfohlene Menge auch in westlichen Industrieländern nicht erreicht wird. Schätzungsweise werden 20 bis 40 Prozent des mit der Nahrung aufgenommenen Zinks resorbiert.

Die Absorption von Zink im Darm wird durch einige Faktoren beeinflusst und beeinträchtigt. Phytate (Salze

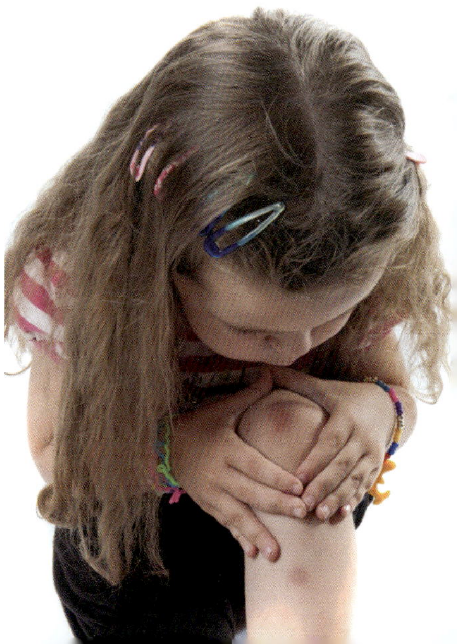

der Phytinsäure) bilden mit Zink Komplexe, sodass es nicht mehr aufgenommen werden kann. Vollkornprodukte und Hülsenfrüchte zum Beispiel enthalten zwar viel Zink – Keimlinge sogar sehr viel –, sie enthalten aber auch viele Phytate, sodass sie bei all ihren sonstigen Vorteilen keine guten Zinklieferanten sind. Aus diesem Grund sind Frühstückscerealien häufig mit Zink supplementiert. Aufgrund ihrer Ähnlichkeit konkurrieren Eisen und Kupfer mit Zink um die Aufnahme im Darm.

### Zink in Nahrungsmitteln

- Gute Quellen für Zink: rotes Fleisch, z.B. Lamm, Rind, Schwein; besonders Innereien wie Leber oder Niere. Fisch enthält ebenfalls größere Mengen an gut verfügbarem Zink.
- Nüsse, Käse, Eier sind ebenfalls wichtige Zinkquellen.
- Austern haben einen herausragenden Zinkgehalt, fallen aber aufgrund der geringen Verzehrshäufigkeit kaum ins Gewicht.
- Pflanzliche Lebensmittel wie Vollkorngetreide enthalten zwar viel Zink, die Bioverfügbarkeit wird aber durch die ebenfalls enthaltenen Phytate deutlich eingeschränkt.

## Mangel und Überschuss

Die Tatsache, dass bei bestimmten Bevölkerungsgruppen wie kranke oder alte Menschen wiederholt ein markant niedriger Zinkspiegel festgestellt wird, gilt als Hinweis, dass es mit der Aufnahme im Schnitt auch in Ländern wie Österreich oder Deutschland tatsächlich nicht gut bestellt ist. Der Mangel an Zink zeigt sich häufig an der Haut, die trocken und schuppig wird. Ekzeme, Hautpilze, Psoriasis und Lippenherpes werden begünstigt. Haarausfall und weiße Flecken an den Nägeln kommen häufig vor.

Bei älteren Menschen kommt es nicht selten zu Beeinträchtigungen des Geruchs- und Geschmackssinns. Dies hängt nicht nur mit dem fortgeschrittenen Alter zusammen, sondern hat häufig auch mit einer Zinkunterversorgung zu tun.

Eingeschränktes Sehvermögen bei Dunkelheit, Haarausfall, Hautveränderungen, gestörte Wundheilung und beeinträchtigte Immunfunktion können ebenfalls Folge eines Zinkmangels sein. Ein Mangel an Zink geht daher mit einer erhöhten Infektanfälligkeit einher.

Alkoholiker weisen häufig Veränderungen des Hautbildes auf, die auf eine Mangelversorgung mit Zink zurückgehen. Wenn der Kalorienbedarf zu einem großen Teil durch Alkohol gedeckt wird, ist es um die Versorgung mit Vitaminen, Spurenelementen und anderen wichtigen Nährstoffen generell schlecht bestellt. Dabei ist es vor allem der Zinkmangel, der über Hautveränderungen in Erscheinung tritt.

Abgesehen davon ist eine Unterversorgung bei streng vegetarischer Ernährung nicht selten, aber auch bei Sportlern unter extremen Trainingsbedingungen und Schwerarbeitern. Auch bei Kindern und Jugendlichen gilt die Versorgung als mangelhaft. In der Schwangerschaft ist der Bedarf so wie bei anderen Nährstoffen erhöht.

Funktionsstörungen der Bauchspeicheldrüse können den Zinkhaushalt beeinträchtigen, weil deren Enzyme für die Aufnahme des Zinks wichtig sind. Bei Diabetes kann es zu einer vermehrten Ausscheidung von Zink kommen. Eine Supplementierung ist aber unter Umständen problematisch, weil die Glukosetoleranz verschlechtert werden kann und sollte daher mit dem betreuenden Arzt besprochen werden.

Ein Zinkmangel kann in Zusammenhang mit chronisch entzündlichen Darmerkrankungen (Morbus Crohn, Colitis ulcerosa) oder der operativen Entfernung von Darmabschnitten auftreten, weil dabei die Resorption von Zink behindert beziehungsweise die Resorptionsfläche verringert wird. Zudem sind Magen-Bypass-Operationen und ähnliche derartige Eingriffe zu erwähnen, die aufgrund der zunehmenden Zahl Adipöser an Bedeutung gewinnen. Allerdings ist Zinkmangel bei diesen Erkrankungen bei weitem nicht das einzige Versorgungsdefizit und es ist davon auszugehen, dass sich die Betroffenen in ärztlicher Betreuung befinden und daher dafür gesorgt wird, dass solche Mangelzustände nicht auftreten.

Ein schwerer Zinkmangel kommt in den westlichen Industrieländern selten vor. Dieser äußert sich häufig als eine mit einer markanten Rötung verbundene nässende Entzündung der Haut (Zinkmangeldermatitis), die vor allem um Körperöffnungen auftritt.

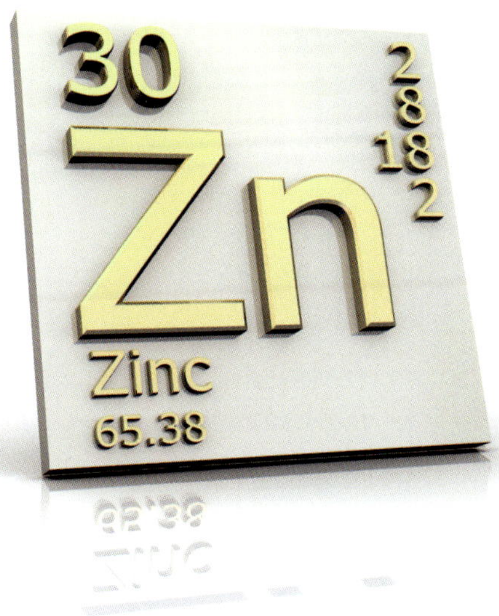

| Störungen des Zinkhaushalts und Auswirkungen | |
|---|---|
| **Bereich** | **Mögliche Folgen eines Zinkmangels** |
| Haut | Ekzemartige Veränderungen, Pusteln, Verhornungsstörungen (Schuppung), verzögerte Wundheilung |
| Haare | Brüchige Haare, Haarausfall |
| Fingernägel | Weiße Flecken |
| Sinnesorgane | Verminderte Geruchs- und Geschmacksempfindung, Nachtblindheit |
| Schleimhaut | Gestörte Funktion, Durchfall |
| Immunsystem | Störung der zellulären Immunabwehr, Infektanfälligkeit |
| Zentralnervensystem | Unter anderem Beteiligung möglich bei Parkinson, Alzheimer, Schizophrenie |
| Wachstum | Wachstumsstörungen, -verzögerungen, verspätete sexuelle Entwicklung |
| Fertilität | Unterfunktion der Hoden bzw. Eierstöcke, verminderte Spermienbildung, Unfruchtbarkeit |

## Supplementierung

Eine Supplementierung von Zink hat sich in verschiedenen Situationen als sinnvoll erwiesen. Ein erhöhter Bedarf kann auch bei ansonsten gesunden Personen in speziellen Situationen gegeben sein, nämlich dann, wenn eine Unterstützung des Immunsystems sinnvoll ist. Bei Infektionskrankheiten wie Herpes oder Erkältung kommt noch eine gewisse spezifische antivirale Wirkung von Zink dazu.

Eine direkte antivirale Wirkung von Zink wurde in Zellkulturversuchen nachgewiesen. Die Vermehrung von Herpesviren (Herpes simplex und Varicella zoster) und von verbreiteten Erregern von Erkältungskrankheiten (Rhinoviren) wird durch Zink gehemmt.

Seit längerem wird untersucht, ob sich eine zusätzliche Aufnahme von Zink zur ergänzenden Behandlung und Vorbeugung von Erkältungskrankheiten eignet. Die Ergebnisse der Studien sind widersprüchlich. Eine aktuelle Übersichtsarbeit resümiert nun aber, dass die Einnahme von Zink-Supplementen – vorausgesetzt, sie beginnt innerhalb der ersten 24 Stunden nach Einsetzen der Symptome – bei ansonsten gesunden Personen die Beschwerden und die Dauer der Erkrankung verringern kann. Bei Kindern wurden bei einer gesteigerten Zink-Versorgung über ein halbes Jahr weniger Erkältungen und Fehlzeiten in der Schule sowie ein geringerer Verbrauch von Antibiotika festgestellt.

Studien haben weiters gezeigt, dass ältere Menschen von einer Supplementierung mit Zink sehr profitieren können. Besonders wenn sie einen bestimmten genetischen Typ aufweisen, werden die Funktionen des Immunsystems deutlich verbessert.

Berichten zufolge hat eine zusätzliche Gabe von Zink positive Auswirkungen unter anderem in der Schwangerschaft, bei Wachstumsstörungen, Schwermetallbelastung mit evtl. Störungen der Fruchtbarkeit, Potenzstörungen und bei Lebererkrankungen wie Leberzirrhose gezeigt.

Fallberichte gibt es über positive Wirkungen einer Zink-Supplementierung bei Beingeschwüren, Wundheilungsstörungen und Ekzemen.

**Präparate:** Zink ist als Kapseln oder als Lutschtabletten erhältlich. Bei Lutschtabletten werden gelegentlich Begleiterscheinungen wie ein unerwünschter Nachgeschmack berichtet.

**Verträglichkeit:** Der menschliche Organismus toleriert Zink bis zu größeren Mengen, etwa 100 mg pro Tag. Nach Aufnahme noch höherer Dosen wurden unspezifische Magen-Darm-Beschwerden wie Bauchschmerzen, Übelkeit und Durchfall berichtet. Bei Nierenschäden oder Autoimmunerkrankungen kann die Einnahme problematisch sein, daher ist in diesen Fällen eine Rücksprache mit Arzt oder Apotheker dringend anzuraten. Die gleichzeitige Einnahme von bestimmten Antibiotika (Tetrazyklinen) ist ungünstig. Tetrazykline und Zink behindern sich in der Aufnahme gegenseitig.

**Anwendung:** Nach Angaben des Herstellers beziehungsweise den Empfehlungen von Arzt oder Apotheker. Generell können Zinksalze gut vom Körper aufgenommen werden, wenn sie nüchtern, etwa eine Stunde vor den Mahlzeiten, eingenommen werden.

### In Kürze

- Die Aufnahme von Zink ist in weiten Teilen der Bevölkerung nicht ausreichend.
- Zink ist neben zahlreichen anderen Stoffwechselvorgängen auch in die Immunantwort eingebunden und ein potenter Immunmodulator.
- Eine Supplementierung von Zink hat in verschiedenen Situationen positive Auswirkungen gezeigt, unter anderem bei akuten Erkältungskrankheiten sowie zu deren Vorbeugung, bei Ekzemen, Beingeschwüren und Wundheilungsstörungen.

# Selen

**Als essentielles Spurenelement hat Selen eine grundlegende Bedeutung. Bekannt ist Selen vor allem aufgrund seines Beitrags zu antioxidativen Abläufen, bezüglich Herpesinfektionen steht sein Beitrag zur Unterstützung des Immunsystems im Vordergrund. In höheren Dosierungen wirkt Selen toxisch.**

Selen ist in eine Reihe wichtiger Stoffwechselvorgänge eingebunden. Dazu gehören der Schutz vor oxidativem Stress, die Beteiligung an Regulationsvorgängen von Wachstum und Entwicklung sowie die Immunabwehr speziell im Hinblick auf Infektionen.

Selen ist zentraler Bestandteil einer Reihe lebenswichtiger Proteine, der sogenannten Selenoproteine, von denen bisher mehr als 20 identifiziert wurden. Manche kommen in allen Zellen vor, andere nur in bestimmten Geweben. Sie lassen sich mehreren Gruppen zuordnen. Die Selenoperoxidasen sind an antioxidativen Prozessen zur Inaktivierung hochreaktiver und daher zellschädigender Sauerstoff-Radikale beteiligt. Ein bekanntes Beispiel ist die Glutathionperoxidase. Sauerstoff-Radikale werden im Zug des normalen Stoffwechsels ständig gebildet. Unter Einfluss von Schadstoffen (z. B. Rauchen) können sie vermehrt entstehen. Dejodinasen sind Selenoproteine, die für die Aktivierung von Schilddrüsenhormon wichtig sind. Weitere Selenoproteine wirken an der Reparatur von Schäden an der Erbsubstanz mit.

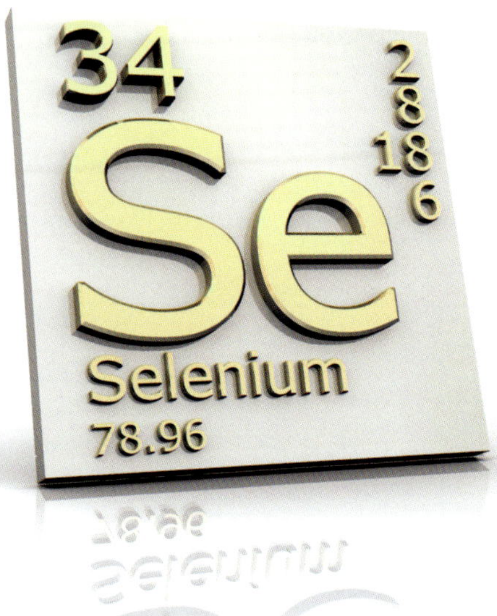

Selen ist wichtig für eine optimale Funktion des Immunsystems, besonders im Hinblick auf (Virus)infektionen, wobei die beteiligten Mechanismen noch nicht bis ins letzte Detail aufgeklärt sind. Jedenfalls trägt Selen zur Bildung, Differenzierung und Aktivierung von Immunzellen (weiße Blutkörperchen) bei. Selen erhöht offenbar die Aktivität der natürlichen Killerzellen, die veränderte oder von Krankheitserregern befallene Körperzellen eliminieren.

Eine Besonderheit von Selen liegt in dem im Vergleich zu anderen Mikronährstoffen relativ schmalen Bereich zwischen Nutzen und Schaden. Die Toxizität von Selen geht vor allem darauf zurück, dass Überschüsse in schwefelhaltige Aminosäuren eingebaut und diese dadurch blockiert werden.

Eine weitere Besonderheit ist, dass der Atem bei Aufnahme größerer Mengen nach Knoblauch riecht. An sich erfolgt die Ausscheidung von Selen über die Niere und teilweise über den Darm. Bei der Aufnahme größerer Mengen wird ein Teil des Selens als Selenwasserstoff über die Lunge ausgeschieden.

## Bedarf und Ernährung

Der genaue Tagesbedarf an Selen konnte bisher noch nicht ermittelt werden. Die Angaben zur empfohlenen Zufuhr richten sich nach der Menge, bei der dem heutigen Stand des Wissens zufolge keine Mangelerscheinungen zu erwarten sind, und liegen im Schnitt bei 50 µg pro Tag für gesunde Erwachsene. Die D-A-CH-Referenzwerte für Jugendliche, Erwachsene inklusive Schwangere und Stillende liegen bei 30 bis 70 µg.

In den vergangenen Jahrzehnten ist die Aufnahme in Nordeuropa gesunken und liegt derzeit bei schätzungsweise 30 µg pro Tag bei Frauen und 40 µg bei Männern. Dabei gibt es starke Schwankungen, die vor allem auf unterschiedliche Ernährungsgewohnheiten zurückgehen. Im Schnitt liegt die Aufnahme jedenfalls an der Untergrenze der empfohlenen Menge.

Es wird angenommen, dass dieser Rückgang damit zu tun hat, dass heute wesentlich weniger Weizen aus Kanada und den USA importiert wird. Weizen aus den USA enthält im Schnitt rund 50-mal mehr Selen als europäischer Weizen. Dies hängt mit dem Selengehalt des Bodens zusammen, der wiederum den Selengehalt pflanzlicher Nahrungsmittel bestimmt und in Nordamerika wesentlich höher ist als in Europa. Dass die Aufnahme von Selen durch einen entsprechenden Düngerzusatz erhöht werden kann, wurde in den 1980er Jahren in Finnland gezeigt. Heute wird Selen verbreitet dem Dünger zugesetzt. Alles in allem werden laut EU in Europa aber trotz der gesunkenen Aufnahme von Selen keine Mangelzustände festgestellt.

**Böden und Aufnahme von Selen**

| Region/ Land | Durchschnittliche Selenaufnahme (µg/Tag) |
|---|---|
| China (Gebiet mit Keshan-Krankheit) | 3–11 |
| China (selenreiches Gebiet) | 1338 |
| Finnland (vor Selen-Beigabe zu Dünger) | 26 |
| Finnland (vor Selen-Beigabe zu Dünger) | 56 |
| Großbritannien 1974 | 60 |
| Großbritannien 1975 | 33 |
| Deutschland | 38–48 |
| Frankreich | 47 |
| USA, Frauen | 74 +/– 12 |
| USA, Männer | 90 +/– 14 |
| Kanada | 98–224 |

In Österreich geht man von einer durchschnittlichen Selenaufnahme von 35 µg pro Tag aus.

Weltweit enthalten Böden sehr unterschiedliche Mengen an Selen, was sich in der durchschnittlichen Aufnahme der Bevölkerung spiegelt. In industrialisierten Ländern wird etwa die Hälfte des Selens mit tierischen Lebensmitteln aufgenommen. Selenreiche Nahrungsmittel sind zum Beispiel Fleisch, vor allem Innereien wie Niere und Leber, Fisch, Sojabohnen und Ei.

### Selen in Nahrungsmitteln

- Gute Quellen für Selen: Innereien wie Leber und Niere; Fleisch, vor allem rotes Fleisch.
- Fisch, z. B. Bückling, Hering oder Forelle, enthält ebenfalls größere Mengen, desgleichen Paranüsse.
- Eier sind ebenfalls gute Quellen für Selen.
- Vollkornprodukte oder Sojabohnen enthalten Selen mit Schwankungen je nach Anbaugebiet und Düngung.

## Mangel & Überschuss

Eine Unterversorgung mit Selen beeinträchtigt den Körper auf verschiedene Art und Weise. Als Erscheinungen einer Unterversorgung werden Muskelschmerzen, eine erhöhte Zerfallsrate von roten Blutkörperchen, Schädigungen von Herz und Bauchspeicheldrüse sowie Beeinträchtigungen des Immunsystems genannt. Mangelkrankheiten wurden erst wenige beschrieben, am bekanntesten ist die Keshan-Krankheit. Dabei handelt es sich um eine Herzmuskelschwäche (dilatative Kardiomyopathie), die nach der chinesischen Provinz Keshan benannt wurde, da sie in diesem Selenmangelgebiet 1974 das erste Mal beschrieben wurde. Allerdings ist diese Erkrankung immer mit einer Infektion durch das Coxsackie-Virus verbunden. Man geht aber davon aus, dass die erhöhte Anfälligkeit für Infektionen durch dieses Virus auf den Selenmangel zurückzuführen ist. Die Aufnahme von Selen in diesem Gebiet lag unter 11 $\mu$g pro Tag.

Ein Mangel an Selen aufgrund anderer Umstände als eine ernährungsbedingte Minderversorgung kann durch Medikamente (hochdosierte Corticosteroide, säurehemmende Präparate, Chemotherapeutika, orale Kontrazeptiva) zustande kommen. Schilddrüsenerkrankungen, Krebs oder Aids können mit einem niedrigen Selenspiegel einhergehen. Auch chronisch entzündliche Darmerkrankungen, der Missbrauch von Abführmitteln oder entwässernden Substanzen können zu einem Selenmangel führen. Eine Unterversorgung mit Selen als Ursache von Krebs, wie vor kurzem noch diskutiert, hat sich jedoch nicht bestätigt.

Als sichere Obergrenze für Erwachsene wurden in der EU 300 $\mu$g pro Tag angesetzt (in den USA geht man von 400 $\mu$g aus), für Kinder liegt die Sicherheitsgrenze entsprechend niedriger. Schon die Aufnahme eines relativ geringen Überschusses von Selen kann negative gesundheitliche Auswirkungen mit sich bringen. In leichten Fällen äußert sich dies im Allgemeinen durch Übelkeit, Erbrechen, Haarausfall und Nagelveränderungen. Bei einer länger anhaltenden Überdosierung ab etwa 900 $\mu$g pro Tag sind Nervenschädigungen zu erwarten, die sich als Kribbeln, Taubheit und Missempfindungen in den Gliedmaßen äußern (periphere Neuropathien). Ab einer Aufnahme von etwa 3 mg pro Tag kommt es zu schweren Leberschäden und Schädigungen des Herzens. Selenverbindungen in äußerlich anzuwendenden Präparaten gegen Kopfschuppen und Seborrhoe werden nicht resorbiert und wirken daher nicht toxisch.

## Supplementierung von Selen

Unter bestimmten Bedingungen kann die ergänzende Einnahme von Selen sinnvoll sein. Das kann zum Beispiel in Schwangerschaft und Stillzeit sowie fortgeschrittenem Alter der Fall sein, bei einem geschwächten Immunsystem, Schilddrüsenunterfunktion, bei Diabetes – und bei Rauchern.

Die ergänzende Aufnahme von Selen ohne medizinische Betreuung sollte in Form ausgewogener Vitamin- und Mineralstoffsupplemente erfolgen. Dabei wird Selen häufig mit anderen Antioxidantien wie die Vitamine A, C oder E kombiniert. Dabei empfiehlt es sich besonders, auf die Seriosität des Anbieters zu achten. Es wurden mehrfach Vergiftungsfälle aufgrund falscher Angaben auf Präparaten unseriöser Hersteller berichtet.

Eine Anwendung höherer Dosen von Selen kann unter bestimmten Bedingungen sinnvoll sein, sollte aber nicht ohne ärztliche Begleitung und Kontrolle erfolgen.

**Präparate:** Kapseln oder Tabletten zur Nahrungsergänzung. Sprays mit Selen können zur Unterstützung der Wundheilung eingesetzt werden. Mit einer Vorrichtung für die gezielte Applikation können auch kleine Flächen wie Fieberblasen behandelt werden.

**Verträglichkeit:** Aufgrund der in höherer Dosis toxischen Wirkung von Selen sind die Angabe des Herstellers von Präparaten beziehungsweise die Empfehlungen von Arzt und Apotheker genauestens zu beachten.

**Anwendung:** Selen sollte nicht gemeinsam mit größeren Mengen (ab ca. 1000 mg) von Vitamin C eingenommen werden, da dadurch die Aufnahme von Selen im Darm gehemmt wird. Das gilt für den Zeitraum von zirka zwei Stunden vor und nach der Einnahme von Selen. Physiologische Konzentrationen wie sie in Vitamin-C-reichen Früchten oder Gemüsen vorkommen, sind aber förderlich für die Aufnahme von Selen.

### In Kürze

- Das essentielle Spurenelement Selen ist für die antioxidativen Reaktionen des Körpers und für die optimale Funktion des Immunsystems wichtig.
- Eine Supplementierung kann unter bestimmten Bedingungen sinnvoll sein.
- Den Angaben von Arzt und Apotheker ist bei der Einnahme unbedingt Folge zu leisten.

# Lysin

**Die essentielle Aminosäure Lysin weist eine Besonderheit auf: Sie entfaltet eine Wirkung gegen Herpesviren, die Untersuchungen und Hinweisen zufolge zur Vorbeugung von Ausbrüchen und zur Beschleunigung des Heilungsprozesses bei akuten Infektionen genutzt werden kann.**

Lysin, chemisch korrekt als L-Lysin bezeichnet, ist eine essentielle Aminosäure. Der Organismus kann sie nicht aus Bausteinen zusammensetzen und ist damit auf die Zufuhr mit der Nahrung angewiesen. Lysin erfüllt zahlreiche biologische Funktionen. Es ist wichtig für den Aufbau von Proteinen und Geweben damit unter anderem für Wachstum und Regeneration (Wundheilung), Knochen und Stützgewebe. Als Vorläufer des körpereigenen Carnitins stellt es eine Grundlage für die Energiegewinnung aus Fettsäuren dar, denn Carnitin ist ein Schlüsselmolekül bei deren Abbau. Auch zur Funktion des Immunsystems trägt Lysin bei, wobei es vor allem um die Abwehr von Infekten geht.

Lysin besitzt offenbar das Potenzial, der Vermehrung von Herpesviren in spezifischer Art und Weise entgegenzuwirken. Lysin kann nämlich in mehrfacher Hinsicht als „Gegenspieler" der Aminosäure Arginin bezeichnet werden – und Arginin ist für die Vermehrung von Herpesviren und die Bildung seiner Proteine notwendig. Lysin konkurriert mit Arginin um die Aufnahme im Darm und in die Zellen, es fördert die Bildung des Arginin-abbauenden Enzyms Arginase und es begünstigt die Ausscheidung von Arginin durch die Niere. Dass die Gegenwart größerer Mengen von Lysin die Vermehrung von Herpesviren unmittelbar behindert, wurde in Zellkulturversuchen gezeigt. Ein höherer Lysin-Spiegel im Körper sollte somit ein ungünstiges Milieu für die Vermehrung der Herpesviren erzeugen können.

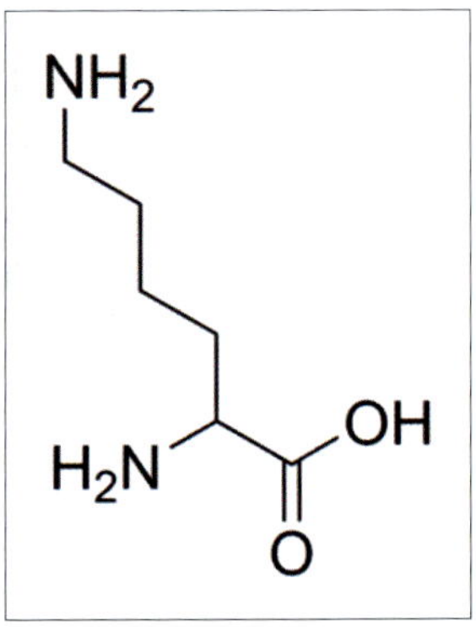

Tatsächlich hat eine Reihe von Studien ergeben, dass eine erhöhte Zufuhr von Lysin als präventive Maßnahme die Häufigkeit und Schwere von Herpes-simplex-Rezidiven verringern kann. Die meisten dieser Studien wurden zu Fieberblasen durchgeführt, es gibt aber auch Daten zu Genitalherpes, die in dieselbe Richtung weisen. Die Wirksamkeit von Lysin hängt dabei von der zugeführten Menge und vom Lysingehalt der Ernährung ab. Wie effektiv eine Supplementierung mit Lysin den Körper bei der Bekämpfung von Herpesviren unterstützt, wird weiters von individuellen Faktoren bestimmt.

Eine positive Wirkung einer kurzfristig erhöhten Zufuhr von Lysin im Hinblick auf eine schnellere Abheilung eines akuten Ausbruchs von Herpes simplex wurde ebenfalls beschrieben. Dabei handelt es sich um Fallberichte.

## Bedarf und Ernährung

Ein ernährungsbedingter Lysinmangel ist in Industrieländern nicht zu erwarten. Der Tagesbedarf eines gesunden Erwachsenen liegt bei 30 mg pro kg Körpergewicht, in westlichen Industrieländern werden 40 bis 180 mg pro kg Körpergewicht aufgenommen. Man kann davon ausgehen, dass man mit einer gesunden Mischkost ausreichend mit Lysin versorgt ist. Eine Ausnahme stellen Personen mit einer sehr strengen vegetarischen Ernährung dar oder Sportler unter extremen Trainingsbedingungen. Hier kann aus Gründen einer ernährungsbedingten Minderversorgung eine Ausrichtung der Ernährung auf lysinreiche Lebensmittel und eine Supplementierung mit Lysin sinnvoll sein.

### Lysin in Nahrungsmitteln

- Ein hoher Anteil von Lysin findet sich in Fisch, auch Fleisch, z. B. Rind, Huhn.
- Ei und Milch sind ebenfalls gute Quellen.
- (Wal)Nüsse, Vollkornprodukte und Hülsenfrüchte sind relativ gute Lieferanten für Lysin.

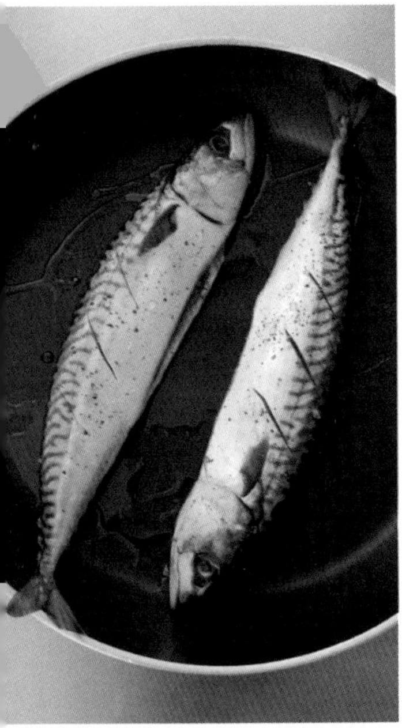

Ein relativ hoher Lysingehalt ist vor allem in tierischem Eiweiß zu finden. Wie viel davon dem Körper tatsächlich zur Verfügung steht, hängt stark von der Zubereitungsart ab. Der Gehalt an verfügbarem Lysin nimmt tendenziell mit dem Verarbeitungsgrad ab. Daher ist die Verwendung frischer Zutaten grundsätzlich von Vorteil, wobei wiederum schonende Zubereitungsarten wie Kochen oder Dünsten vorzuziehen sind. Beim Braten, Backen und Frittieren kann die Bioverfügbarkeit von Lysin deutlich abnehmen, sodass wesentlich weniger in den Körperkreislauf gelangt, als in den Nahrungsmitteln eigentlich enthalten wäre.

Denn Lysin ist an Bräunungsreaktionen beim Kochen beteiligt, wobei es in eine inaktive Form übergeht und nicht mehr verstoffwechselt werden kann. Wenn es gemeinsam mit Zuckern wie Fruktose, Glukose oder Laktose erhitzt wird, kommt es zu Karamellisierungsreaktionen – geschmacklich zwar ein Gewinn, für die Bioverfügbarkeit von Lysin jedoch nicht.

In Zusammenhang mit dem „Anti-Herpes-Potenzial" von Lysin wird manchmal empfohlen, lysinarme Lebensmittel einzuschränken. Dies findet nur teilweise die Zustimmung von ärztlicher Seite. Denn dabei geht es vor allem um Getreide, das mit Ausnahme von Weizenkeimen einen relativ niedrigen Lysingehalt aufweist. Doch Getreide und Getreideprodukte sind aus ernährungsphysiologischer Sicht wertvolle Nahrungsbestandteile, die vom Speiseplan zu streichen nicht im Sinn einer gesunden Ernährung wäre. Anders sieht es da schon mit stark zuckerhaltigen Produkten aus. Hier wäre eine Reduktion bei vielen Menschen in industrialisierten Ländern kein gesundheitlicher Nachteil.

Eine andere Problematik können unter Umständen Lebensmittel darstellen, die größere Mengen von Arginin enthalten. Fallberichten zufolge kann ein höherer Verzehr argininreicher Nahrungsmittel wie Nüsse oder Schokolade mit Ausbrüchen von Herpes simplex einhergehen. Auch hier wäre aus ärztlicher Sicht zu differenzieren. Wenn es keinen deutlichen individuellen Zusammenhang zwischen dem Konsum von Nüssen und dem Auftreten von Fieberblasen gibt, so ist ein genereller Verzicht auf diese hochwertigen Nahrungsmittel nicht sinnvoll. Hingegen wäre das Fehlen von Schokolade kein gesundheitlicher Nachteil.

## Lysin als Nahrungsergänzungsmittel

Lysin als Nahrungsergänzungsmittel ist als gut verträglich bekannt, es wird ähnlich leicht aufgenommen wie als Ernährungsbestandteil. Es sind keine Berichte über nachträgliche Effekte bei einer Aufnahme von 1 bis 4 g pro Tag durch gesunde Erwachsene vorhanden. Die Obergrenze wird mit 300 bis 400 mg pro kg Körpergewicht angegeben, das würde bei einem 70 kg schweren Erwachsenen 21 beziehungsweise 28 g am Tag entsprechen. Allerdings könnte die Aufnahme größerer Mengen über einen längeren Zeitraum zu einer Erhöhung des Arteriosklerose-Risikos führen.

Eine erhöhte Zufuhr durch Nahrungsergänzungsmittel schlägt sich bereits nach einigen Stunden in höheren Konzentrationen zum Beispiel in den Zellzwischenräumen des Muskelgewebes nieder. Man geht davon aus, dass Muskelgewebe als ein Reservoir für Lysin dient.

Es gibt keine Daten über die optimale Menge einer Supplementierung mit Lysin im Hinblick auf die Vermeidung eines Wiederauftretens einer Herpes-simplex-Infektion. Man kann davon ausgehen, dass sinnvolle Mengen zwischen 0,5 und 3 g pro Tag liegen. Für die Supplementierung in der akuten Phase wurden tendenziell höhere Mengen verwendet, die aber ebenfalls zwischen 1 und 3 g pro Tag liegen.

Abgesehen von Herpes-simplex-Infektionen kann eine Supplementierung mit Lysin auch bei einem erhöhten Osteoporoserisiko Sinn ergeben. Hinweisen zufolge verringert ein erhöhter Lysinspiegel die Ausscheidung von Kalzium.

Personen, die schon mit Problemen oder Versagen von Leber oder Nieren zu tun hatten, dürfen Lysin nur nach Rücksprache mit Ihrem Arzt einnehmen. Die Hyperlysinämie ist eine seltene Stoffwechselerkrankung, bei der sich Lysin im Körper ansammelt. In diesem Fall darf Lysin nicht eingenommen werden.

**Präparate:** Kapseln oder Pulver.

**Verträglichkeit:** Lysin ist gut verträglich und wird gut vom Körper aufgenommen.

**Anwendung:** Nach Angaben des Herstellers beziehungsweise den Empfehlungen von Arzt oder Apotheker.

### In Kürze

- Eine Erhöhung der Lysinzufuhr über eine entsprechende Lebensmittelauswahl und eine Supplementierung mit Nahrungsergänzungsmitteln kann offenbar den Körper bei der Abwehr von Herpesviren unterstützen.
- Bei einem Ausbruch von Fieberblasen, eventuell auch Herpes genitalis, kann eine erhöhte Lysinzufuhr in höherer Dosierung zu einer rascheren Abheilung beitragen.

# B-Vitamine

**Vitamine der B-Gruppe sind unter anderem für die Haut und damit die Wundheilung wichtig. Im Zusammenhang mit Herpes-Infektionen wird auch über eine schmerzdämpfende Wirkung berichtet.**

Bei den B-Vitaminen handelt es sich um eine Gruppe von acht wasserlöslichen Vitaminen, die chemisch zwar recht unterschiedlich sind, sich in ihren Funktionen aber vielfach ergänzen und in ähnlichen Nahrungsquellen vorkommen. Ob auch die Pangamsäure zu den B-Vitaminen zu zählen ist, wird in der Fachwelt noch diskutiert. Dass diese Vitamine in einer Gruppe zusammengefasst wurden, hat vor allem historische Gründe. Vor diesem Hintergrund sind die Lücken in der Nummerierung zu verstehen, die dadurch zustande gekommen sind, dass sich einige anfangs für Vitamine gehaltene Substanzen letztlich doch nicht als solche herausgestellt haben.

Vitamine sind Katalysatoren des Stoffwechsels, die der Körper nicht selbst herstellen kann und die daher mit der Nahrung zugeführt werden müssen. Somit sind sie essentielle Nahrungsbestandteile. Sie erfüllen im Organismus zentrale Funktionen als Koenzyme (beziehungsweise deren Vorstufen) oder Kofaktoren verschiedenster biochemischer Reaktionen.

Trotz ihrer Heterogenität weist die Gruppe der B-Vitamine mehrere Gemeinsamkeiten auf. Abgesehen von den sehr ähnlichen Nahrungsquellen arbeiten die B-Vitamine teilweise sehr eng zusammen, brauchen einander sogar, um ihre ganze Wirkung zu entfalten. Damit ist eine Zufuhr in Kombination am zielführendsten. Ein

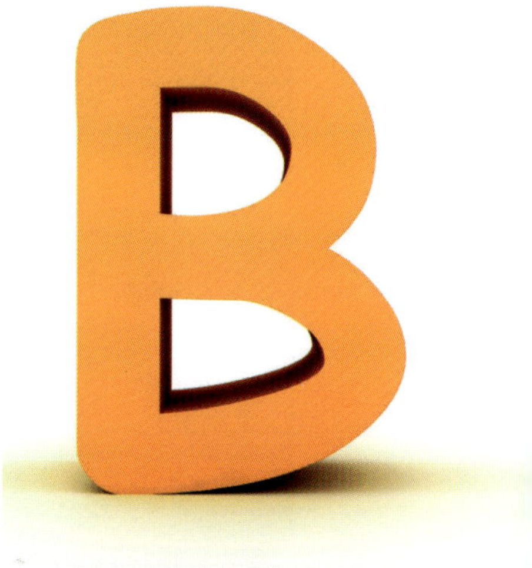

Beispiel für das Zusammenwirken einzelner B-Vitamine ist die Beteiligung von Vitamin $B_6$, $B_{12}$ und Folsäure am Stoffwechsel der Aminosäure Homocystein, die eine bedeutende Rolle bei der Entstehung der Arteriosklerose spielt. Die Vitamine $B_2$, $B_6$ und Niacin arbeiten ebenfalls eng zusammen.

Alles in allem sind die Vitamine der B-Gruppe für zentrale Stoffwechselvorgänge notwendig. Dazu gehören die Energiegewinnung aus Kohlenhydraten und Fetten, die Verwertung von Bausteinen aus Kohlenhydraten, Eiweißen und Fetten für den Aufbau körpereigener Substanzen und anderes mehr.

## Bedarf und Ernährung

Die D-A-CH-Referenzwerte für die empfohlene Zufuhr von B-Vitaminen liegen für gesunde Erwachsene meist im Milligramm-Bereich pro Tag. Der Bedarf an Folsäure ist mit einigen hundert Mikrogramm wesentlich geringer, von Biotin wird davon wiederum lediglich etwa ein Zehntel benötigt, und von Vitamin $B_{12}$ genügen einige wenige Mikrogramm.

Vitamin $B_{12}$ ist auch insofern eine Ausnahme, als es nur von Mikroorganismen synthetisiert werden kann. Dennoch ist der Mensch hier bis zu einem gewissen

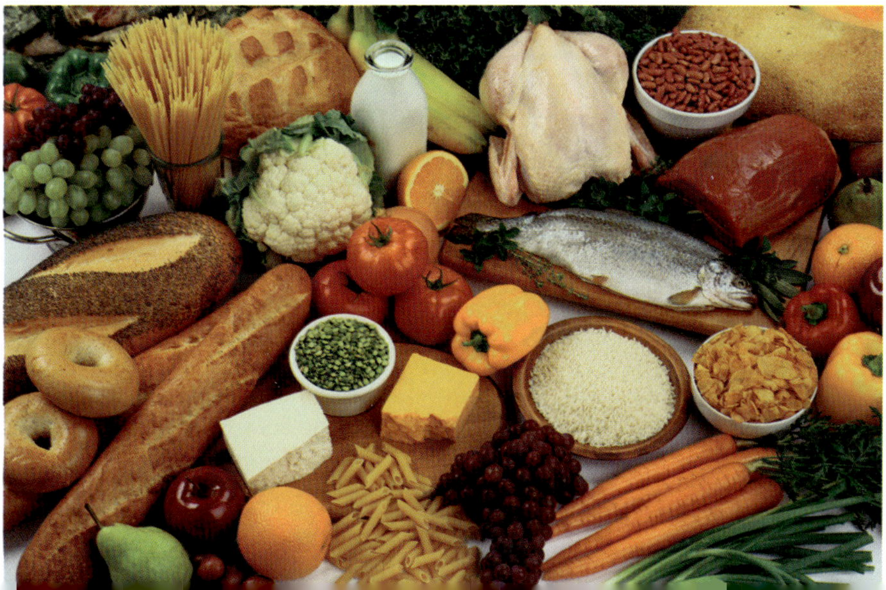

Grad „Selbstversorger", denn ein Teil des Vitamins $B_{12}$ wird von symbiontischen Darmbakterien geliefert. Vitamin $B_{12}$ kann als einziges wasserlösliches Vitamin im Körper gespeichert werden, und zwar in der Leber und das unter Umständen über eine relativ lange Zeit.

Die B-Vitamine kommen in sehr ähnlichen Quellen vor. Bei tierischen Lebensmitteln finden sie sich vor allem in Leber, Fleisch, Fisch, Milchprodukten und Ei. Bei den pflanzlichen Nahrungsmitteln ragen Vollkornprodukte heraus. Die Randschichten von Getreide- und Reiskörnern enthalten reichlich B-Vitamine, die bei Ausmahlen oder Polieren aber verloren gehen. Hülsenfrüchte, Nüsse und grünes Gemüse sind ebenfalls gute Quellen. Reichlich enthalten sind die meisten B-Vitamine in Hefe und Getreidekeimlingen, die allerdings keine große Rolle bei der Ernährung spielen.

| Nahrungsquellen für B-Vitamine | |
|---|---|
| **B-Vitamine** | **Gute Quellen** |
| $B_1$, Thiamin | Fisch (Scholle, Aal), Leber, Schweinefleisch, Vollkornprodukte, Hülsenfrüchte |
| $B_2$, Riboflavin | Leber, Fisch (Makrele, Hering, Aal), Milchprodukte (Käse, Topfen), Vollkornprodukte, |
| $B_6$, Pyridoxin | Leber, Rindfleisch, Fisch (Lachs, Hering, Forelle), Vollkornprodukte, Sojabohnen, Gemüse |
| $B_{12}$, Cobalamin | Symbiontische Darmbakterien + tierische Nahrungsmittel, v.a. Leber, Fisch (Gering, Makrele, Seelachs), Fleisch |
| Biotin, Vitamin H | Leber, Milch und Milchprodukte, Ei, Vollkornprodukte, Sojabohnen, Nüsse, Hülsenfrüchte, Äpfel, Bananen |
| Niacin | Leber, Fleisch, Fisch (Lachs, Hering, Forelle), Vollkornprodukte, Kaffee |
| Folsäure | Leber, grünes Gemüse, Hülsenfrüchte, Sojabohnen, Paradeiser |
| Pantothensäure | Leber, Ei, Vollkornprodukte, Bohnen, Sellerie |

## Mangel und Überschuss

Für die meisten B-Vitamine kann die Versorgung bei einer gemischten Kost generell als ausreichend betrachtet werden. Dabei gibt es zwei Ausnahmen. Die Aufnahme von Vitamin $B_{12}$ liegt im Schnitt unter der wünschenswerten Menge, und die Versorgung mit Folsäure ist mangelhaft. Folsäure hat besonders in der Schwangerschaft eine große Bedeutung, da ein Mangel Fehlbildungen des Nervensystems des Kindes zur Folge haben kann (Neuralrohrdefekt).

Im fortgeschrittenen Alter lässt mit der gesamten Vitamin- und Spurenelementversorgung auch die Aufnahme von B-Vitaminen nicht selten zu wünschen übrig. Lebererkrankungen können die Bildung von Vitamin-B-Depots in der Leber mindern. Bei einer unausgewogenen Ernährung, häufigen einseitigen Diäten

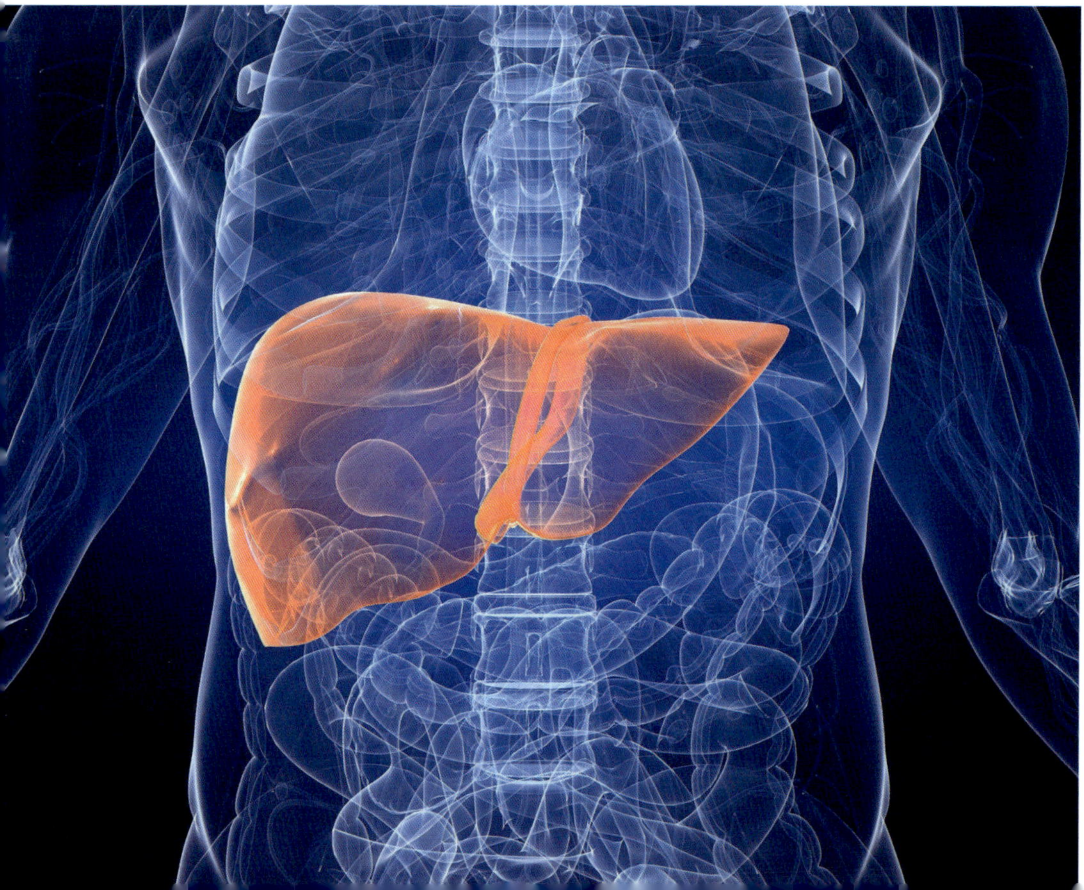

inklusive vegetarischen und veganen Ernährungsformen und bei übermäßigem Kaffee- und Alkoholkonsum kann es zu einer Unterversorgung mit B-Vitaminen kommen. Dasselbe gilt für starke Raucher. Insbesondere die Aufnahme von Vitamin $B_{12}$ wird bei verschiedenen Darmerkrankungen beeinträchtigt.

Anzeichen eines **Folsäuremangels** können sein: Beeinträchtigungen, die auf Blutzellen zurückzuführen sind, zum Beispiel eine inadäquate Reaktion auf Infektionen aufgrund von nicht optimal gebildeten und funktionierenden weißen Blutkörperchen; Beeinträchtigungen im Bereich des Magen-Darm-Trakts, die zu Entzündungen und zum Beispiel Durchfall führen; Beeinträchtigungen des Zentralnervensystems, die sich in Reizbarkeit, Gedächtnisschwäche und depressiven Verstimmungen äußern – und natürlich wie erwähnt Störungen der Embryonalentwicklung des Kindes.

Anzeichen eines **Vitamin-$B_{12}$-Mangels** können sein: Beeinträchtigungen, die auf Blutzellen zurückzuführen sind, zum Beispiel eine gestörte Blutgerinnung, die sich in ungewöhnlichen Blutungen äußert; Beeinträchtigungen des Zentralnervensystems, die sich in Reizbarkeit, Gedächtnisschwäche und depressiven Verstimmungen äußern; Beeinträchtigungen im Nervensystem im Bereich der Gliedmaßen, die sich durch ein taubes Gefühl oder Kribbeln bemerkbar machen; Beeinträchtigungen der Sehkraft, die bis zu blinden Flecken gehen kann; Beeinträchtigungen des Verdauungssystems, zum Beispiel spürbar als Appetitlosigkeit und Gewichtsverlust.

Schwere Mangelerscheinungen an B-Vitaminen wie Beri Beri ($B_1$) oder Pellagra (Niacin) kommen in den westlichen Industrieländern praktisch nicht vor.

Die meisten B-Vitamine sind auch in größeren Mengen nicht toxisch. Bei Vitamin $B_6$ allerdings kann es bei Einnahme großer Mengen zu Nervenschäden kommen. Bei anderen wiederum müssen große Mengen zugeführt werden, $B_{12}$ zum Beispiel, um bei einer Supplementierung die erwünschten Spiegel im Körper zu erreichen.

## Supplementierung

Wiewohl in westlichen Industrieländern mit Ausnahme von Vitamin $B_{12}$ und Folsäure kaum mit einer Mangelversorgung beziehungsweise Mangelerscheinungen an B-Vitaminen zu rechnen ist – Vitamin $B_{12}$ und Folsäure sind dabei eine Ausnahme – so gibt es doch Situationen, in denen eine erhöhte Zufuhr in Form von Nahrungsergänzungsmitteln oder Medikamenten sinnvoll ist.

Einseitige Ernährungsformen wie eine streng vegetarische/vegane Ernährungsweise können unter anderem zu einem Defizit an B-Vitaminen führen. Betagte Menschen können neben anderen Versorgungslücken bei Nährstoffen eine relativ schlechte Bilanz bei B-Vitaminen aufweisen. Bedarf für eine zusätzliche Zufuhr von B-Vitaminen kann auch bei schwerer körperlicher Arbeit oder intensivem sportlichem Training gegeben sein. Besondere Beanspruchungen oder Beeinträchtigungen des Immunsystems können den Bedarf an B-Vitaminen ebenfalls erhöhen. Während Schwangerschaft oder Stillzeit kann eine zusätzliche Zufuhr sinnvoll sein. Bei übermäßigem Alkoholkonsum ist auch bei B-Vitaminen ein Defizit zu erwarten.

Eine Supplementierung von B-Vitaminen kann bei einer Reihe von Erkrankungen hilfreich sein. Dazu gehören Depressionen, Schlafstörungen, Parkinson und Epilepsie; Magen-Darm-Erkrankungen, Störungen der Leberfunktion; Entzündungen der Bindehaut des Auges, der Mundschleimhaut oder im Magen-Darm-Trakt; Strahlenschäden; Wadenkrämpfe und andere Muskelkrämpfe; Wachstumsstörungen und Konzentrationsstörungen bei Kindern; Störungen der Wundheilung; verschiedene Hauterkrankungen; Wundheilungsstörungen, Wundliegen (Dekubitus). Eine ebensolche Rolle spielt ein Abkömmling von Vitamin D. Diese Vitamine und Spurenelemente können analysiert werden und bei einer Wundheilungsstörung gezielt ersetzt werden. Mit großer Wahrscheinlichkeit tritt eine Mangelversorgung auch an B-Vitaminen nach der operativen Entfernung von Darmabschnitten auf, wenn dabei die Resorptionsfläche wesentlich verkleinert wird.

Aufgrund der besonderen Bedeutung, die B-Vitamine für das Nervensystem haben, und bei der Behandlung von Nervenerkrankungen, ist ihr Einsatz ergänzend zur sonstigen Behandlung von Herpesinfektionen erwägenswert.

Zahlreiche Studien belegen, dass der Einsatz von Vitamin-B-Präparaten insbesondere bei der Behandlung von Herpes zoster, also Gürtelrose oder Gesichtsrose, im Rahmen der Schmerztherapie günstig ist. Es gibt aber auch großangelegte Studien, die keine Beweise für eine schmerzreduzierende Wirkung einer Vitamin-B-Therapie zeigen. Dennoch ist die Kombination von Schmerzmitteln mit Vitamin-B-Vitaminen eine beliebte Kombination in der Schmerztherapie bei Herpes zoster (Dolonerv, Neurofenac).

**Präparate:** Meist als Kapseln, Pulver oder Tabletten. Zur Ergänzung der Aufnahme von B-Vitaminen sind generell Kombinationspräparate zu empfehlen. Einzelne B-Vitamine können nach ärztlicher Beurteilung sinnvoll und notwendig sein. Speziell Folsäure wird für Frauen im gebärfähigen Alter und in der Schwangerschaft empfohlen.

**Verträglichkeit:** Die Verträglichkeit von B-Vitaminen ist gut, die Angaben zur Aufnahme sollten wie sonst auch aber befolgt werden.

**Anwendung:** Nach Angaben des Herstellers beziehungsweise den Empfehlungen von Arzt oder Apotheker. Generell ist die Einnahme mit oder nach den Mahlzeiten zu empfehlen.

### In Kürze

- Unter bestimmten Bedingungen kann eine ergänzende Einnahme von B-Vitaminen sinnvoll sein, insbesondere gilt das für Folsäure und Vitamin $B_{12}$.
- Die B-Vitamine ergänzen sich mehrfach in ihrer Wirkung – Supplemente sind daher als Kombinationspräparate zu bevorzugen.
- Bei Herpesinfektionen steht bei einer Supplementierung mit B-Vitaminen der Aspekt der Wundheilung und der Schmerztherapie im Vordergrund.

# Phytotherapie

**Pflanzliche Arzneimittel, auch als Phytotherapeutika bezeichnet, unterliegen strengen Kontrollen. Hier werden Charakteristika und Herstellungsverfahren im Überblick vorgestellt.**

Was sind eigentlich Phytotherapeutika oder Phytopharmaka? Die Österreichische Gesellschaft für Phytotherapie definiert sie als Arzneimittel, die als wirksame Bestandteile ausschließlich Pflanzen beziehungsweise Pflanzenteile oder bestimmte Produkte pflanzlicher Herkunft enthalten.

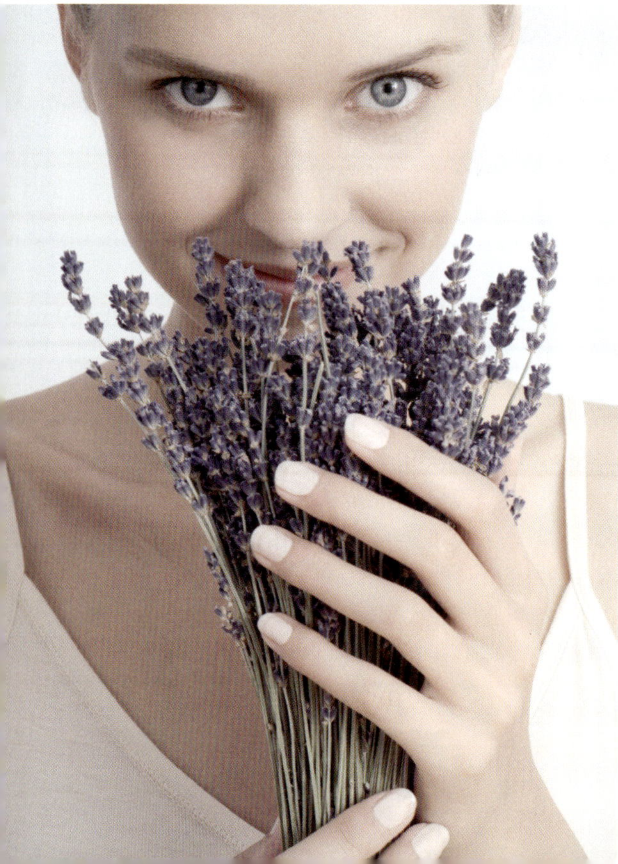

Heilpflanzen können in sehr unterschiedlicher Form für den Gebrauch aufbereitet werden. Dementsprechend groß ist die Vielfalt an Präparaten. Der erste Schritt bei der Herstellung von Phytotherapeutika besteht meist in einer Extraktion der Wirkstoffe. Diese können auf verschiedene Art und Weise aus der Pflanze herausgelöst (extrahiert) werden. Bei einem Tee zum Beispiel wird Wasser als Extraktionsmittel verwendet. Bei der Herstellung von Phytotherapeutika kommen auch noch alkoholische oder ölige Extraktionsmittel zum Einsatz, wobei die Verfahren teilweise sehr kompliziert ablaufen.

Auf jeden Fall müssen die in der modernen Phytotherapie verwendeten Arzneimittel immer den strengen Anforderungen der geltenden Arzneibücher beziehungsweise behördlichen Kriterien genügen. Damit unterscheiden sie sich grundlegend von selbst gesammelten und zubereiteten Tees und anderen Zubereitungen, bei denen der Wirkstoffgehalt nach Standort der Pflanze, Wachstumsbedingungen, Wachstumsphase und anderen Einflussfaktoren schwanken kann. Im Hinblick auf die Einhaltung der geltenden Qualitätsstandards werden die für Phytotherapeutika verwendeten Heilpflanzen schon unter kontrollierten Bedingungen kultiviert. Die Arzneimittel selbst werden nach standardisierten Verfahren hergestellt. Und schließlich wird die Konzentration der Wirkstoffe in den Präparaten genau standardisiert. Der Gehalt an Wirkstoffen ist auf der Packung angegeben und ersichtlich. Es empfiehlt sich, beim Kauf pflanzlicher Heilmittel auf diese Qualität zu achten und die Beratung von Arzt und Apotheker in Anspruch zu nehmen.

Da die in Apotheken angebotenen Heilkräuter den Anforderungen des Arzneibuchs genügen müssen, werden sie dementsprechend streng überprüft. Dabei wird untersucht, ob es Beimengungen zu den Heilpflanzen oder Präparaten gibt, ob die Produkte durch schädigende Chemikalien belastet sind und ob sie durch Kontaminationen wie Schimmelpilze verunreinigt sind. Diese Qualitätsstandards werden in Apotheken strengstens eingehalten.

Phytotherapeutika in Apotheken unterliegen den gleichen strengen Kriterien wie chemische Arzneimittel und müssen auch ein Zulassungsverfahren durchlaufen. Ob es sich bei einem Phytotherapeutikum um ein zugelassenes Medikament handelt, ist auf der Verpackung ersichtlich. Zugelassene Medikamente sind durch eine Zulassungsnummer – die Z-Nummer – gekennzeichnet. Zur Unterstützung der natürlichen Stoffwechselvorgänge werden auch Nahrungsergänzungsmittel auf pflanzlicher Basis eingenommen, die nach dem Lebensmittelrecht eingestuft werden.

## Extrakt, Tinktur & Co.

Die Wirkstoffe von Heilkräutern werden in vielen verschiedenen Formen aufbereitet und angewendet.

- Wässriger Auszug: Unter der Verwendung von Wasser werden Inhaltsstoffe aus Pflanzen beziehungsweise Pflanzenteilen herausgelöst. Bei einem selbstzubereiteten Tee handelt es sich im Grunde genommen um einen wässrigen Auszug. Im Rahmen der Herstellung von Phytotherapeutika wird so eine wässrige Extraktion in großem Maßstab und unter kontrollierten Bedingungen durchgeführt.
- Alkoholische Auszug: Bestimmte Inhaltsstoffe von Pflanzen lösen sich gut in Alkohol und können daher am besten mittels einer alkoholischen Extraktion gewonnen werden. Ein solcher Extrakt wird Tinktur oder Fluidextrakt genannt, was auf den entsprechenden Präparaten vermerkt ist.
- Destillation: Eines der ältesten Extraktionsverfahren für die Inhaltsstoffe von Heilpflanzen ist die Wasserdampfdestillation. Dabei werden die Pflanzen erhitzt, mit dem Dampf entweichen leicht flüchtige Substanzen wie ätherische Öle. Der Dampf wird aufgefangen und abgekühlt. Dieses Verfahren dient vor allem zur Gewinnung von ätherischen Ölen.
- Trockenextrakt: Dabei handelt es sich um feste Zubereitungen, die durch Verdampfen des zur Herstellung verwendeten Lösungsmittels gewonnen und in Kapseln oder Dragees zur direkten Anwendung verpackt werden. Trockenextrakte werden unter anderem zur Herstellung von Cremes verwendet.
- Ölige Auszüge: Dabei handelt es sich ebenfalls um eine sehr alte, traditionsreiche Methode zur Gewinnung von Pflanzenextrakten. Man reichert damit Substanzen an, die in Fett löslich sind – also lipophil. Die Pflanzen oder Pflanzenteile werden in Öl gelegt, um die Wirkstoffe herauszulösen. Verwendung finden ölige Auszüge vor allem in Salben.
- Press-Säfte: Frisch geerntete Heilpflanzen werden schonend gepresst, der Saft meist durch Pasteurisieren haltbar gemacht und in dieser Form direkt verwendet.

# Melisse

**Extrakte aus Melissenblättern können bei Herpesausbrüchen nachgewiesenermaßen die Beschwerden lindern und den Heilungsprozess beschleunigen.**

Melissa officinalis gehört zur Familie der Lippenblütler. Die etwa einen dreiviertel Meter hohe Staude mit ihren etwa acht Zentimeter langen, breit eiförmigen und gezackten Blättern wird häufig in Kultur angebaut. Der würzige, zitronenartige Geruch tritt besonders hervor, wenn man die Blätter zerreibt. Die blassen Blüten sind etwa einen Zentimeter groß und erinnern an die Blüten von Brennnesseln, mit denen die Melisse biologisch verwandt ist.

Bekannt ist Melissa officinalis, wie die als Heilpflanze verwendete Melisse botanisch genannt wird, unter anderem auch als Zitronenmelisse oder Zitronenkraut.

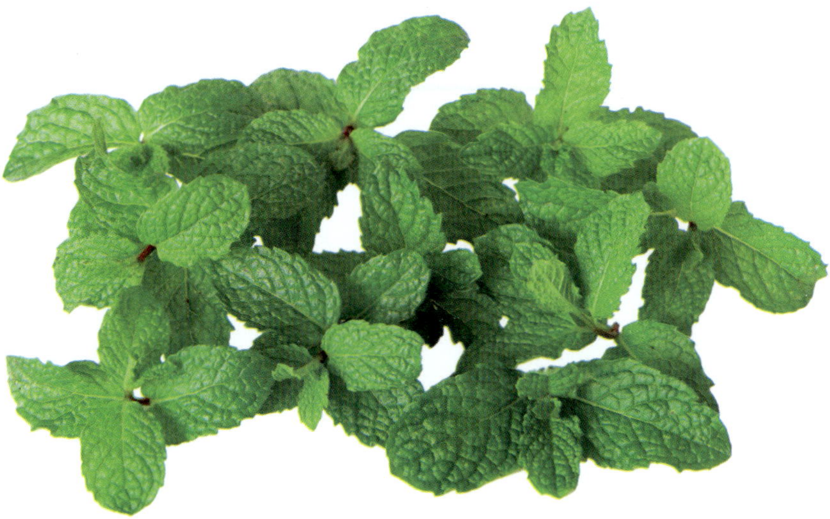

Seit langem kennt man die beruhigende Wirkung von Tees oder Extrakten der Blätter und wendet sie erfolgreich bei nervösen Einschlafstörungen oder Magen-Darm-Beschwerden an. Seit einigen Jahren rückt eine andere Eigenschaft der Melisse immer stärker in den Blickpunkt, nämlich die antivirale Wirkung von Extrakten, die sich unter anderem auch und dabei sehr effektiv bei der Bekämpfung von Herpesviren bewährt haben. Das gilt für Herpes simplex Typ 1 und Herpes simplex Typ 2, wobei die Wirksamkeit gegen Herpes simplex Typ 1, also Fieberblasen, offenbar stärker ausgeprägt ist.

## Lippenblütler und ihre Kräfte gegen Viren

Die Pflanzenfamilie der Lippenblütler umfasst einige Arten, die Inhaltsstoffe von beachtlicher Wirkung gegen Viren aufweisen. Wässrige Extrakte einiger Pflanzen wurden speziell auf ihre Wirkung gegen Herpes-simplex-Viren hin untersucht. Die Extrakte haben sich im Zellkulturversuch nicht nur als wirksam gegen Herpes-simplex Typ 1 und Typ 2 erwiesen, auch ein Aciclovir-resistenter Stamm von Herpes simplex Typ 1 wurde weitgehend neutralisiert. Die Extrakte stammten von Melisse (Melissa officinalis), Pfefferminze (Mentha x piperita), Braunelle (Prunella vulgaris), Rosmarin (Rosmarinus officinalis), Salbei (Salvia officinalis) und Thymian (Thymus vulgaris).

Der wässrige Extrakt der Blätter wurde in Laborversuchen auf seine Wirkung gegen verschiedene Viren, so auch gegen das Herpesvirus, getestet. Besonders deutlich war der virushemmende Effekt, wenn der Extrakt zwei bis drei Stunden vor einer Infektion von Zellen angewendet wurde. Inhaltsstoffe des Extrakts binden vermutlich an Proteine des Virus und an Proteine an der Zelloberfläche, sodass das Virus nicht „landen" und damit auch nicht in die Zelle eindringen kann. Dieser Effekt wurde den Substanzen zugeordnet, die nicht zu den Gerbstoffen

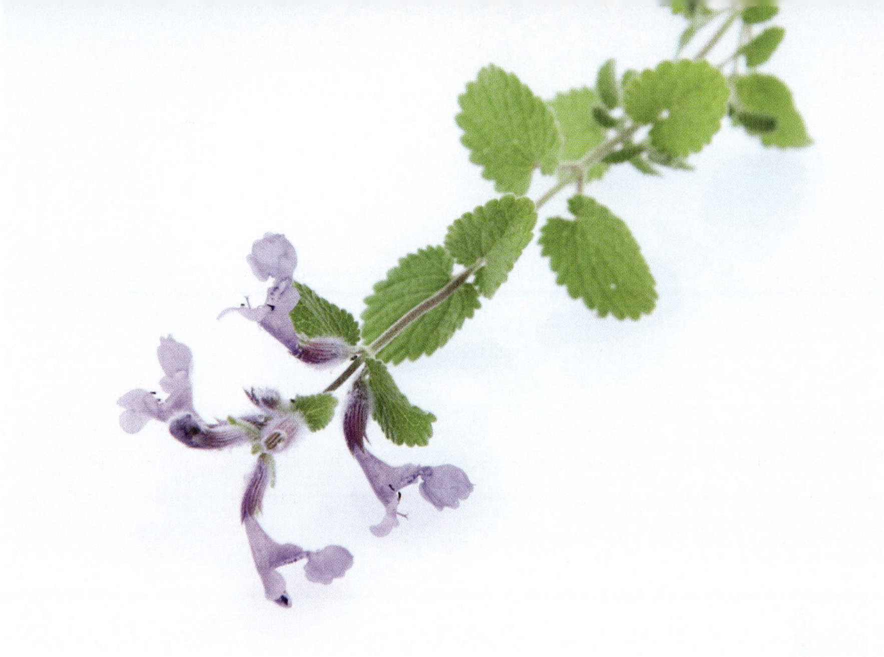

gehören und Ähnlichkeit mit Kaffeesäure haben. Gerbstoffe werden häufig als verantwortlich für die antiviralen Eigenschaften dieses und anderer Pflanzenextrakte angeführt. Dem scheint aber nicht so zu sein – zumindest bedarf es noch einiger Forschungen bis zur endgültigen Klärung der Frage, auf welche Inhaltsstoffe die antiviralen Wirkungen nun definitiv zurückgehen.

Im klinischen Test wurde die Wirksamkeit des Melissenextrakts bestätigt. Personen, die unter mehreren Ausbrüchen von Fieberblasen pro Jahr litten, haben zu Beginn eines Ausbruchs eine einprozentige Salbe 5 Tage lang viermal täglich aufgetragen. Am zweiten Tag waren die Beschwerden im Vergleich zur Placebogruppe, die eine Salbe ohne Melissenextrakt erhalten hatte, deutlich verringert. Die Schmerzen waren geringer, die Fieberblasen breiteten sich weniger stark aus und heilten rascher ab. Die Effektivität der Behandlung war umso größer, je früher damit begonnen wurde.

In einer Untersuchung mit Zellkulturen wurde die Wirkung eines wässrigen Melissenextrakts auf einen Stamm von Herpes simplex Typ 1 untersucht, der gegen das Virostatikum Acivlovir resistent war. Als Vergleich dienten „normale" Herpes-simplex-Typ-1-Viren. Dabei hat sich gezeigt, dass der Melissenextrakt auch Aciclovir-resistente Viren hemmen kann.

Es gibt auch Hinweise aus Zellkulturuntersuchungen mit Herpes simplex Typ 2, dass alkoholischer Melissenextrakt auch dann eine antivirale Wirkung entfaltet, nachdem Viren in Zellen eingedrungen sind. Dies dürfte auf einer Hemmung der Biosynthese viraler Proteine beruhen, die durch weitere Inhaltsstoffe des Melissenextrakts gehemmt wird.

**Präparate:** Cremes mit Trockenextrakt der Melisse zur Behandlung von Infektionen mit Herpes simplex.

**Verträglichkeit:** Das Risiko allergischer Reaktionen auf Melissenextrakt wird als gering eingeschätzt, das allergene Potenzial der Inhaltsstoffe ist gering.

**Anwendung:** Die betroffenen Stellen mehrmals am Tag bestreichen, am besten mit einem Wattestäbchen und bei Einsetzen der ersten Anzeichen eines Auftretens von Herpes-Bläschen.

### In Kürze

- Der wässrige/alkoholische Extrakt aus Zitronenmelisse enthält Substanzen, die das Andocken von Herpesviren an Zellen verhindern und wahrscheinlich auch die Vermehrung des Virus hemmen.
- In Zellkulturversuchen wurde die Wirkung auch bei Virusstämmen nachgewiesen, die gegen das Virostatikum Aciclovir resistent sind.
- Eine möglichst frühe und konsequente Anwendung der Präparate erhöht die Effektivität der Behandlung.

# Salbei

**Extrakte aus Salbeiblättern können bei Herpesausbrüchen nachgewiesenermaßen die Beschwerden lindern und den Heilungsprozess beschleunigen.**

Salvia officinalis gehört zur Familie der Lippenblütler und wächst als Staude, die an die 70 cm hoch wird. Die länglichen Blätter sind charakteristisch silbrig und dicht behaart, vor allem an der Unterseite, und entfalten einen ebenso charakteristischen würzig-aromatischen Geruch. Die Salbeiblüten ähneln denjenigen der Brennnesseln, sind blauviolett und in lockeren Ähren angeordnet.

Schon der Name „Salbei" leitet sich aus dem lateinischen Wort „salvare" für „heilen" ab und verweist auf die lange Geschichte dieser Pflanze in der Volksmedizin. Als gesichert gilt die Wirkung von Salbei bei Entzündungen der Mund- und Rachenschleimhaut, bei Verdauungsbeschwerden und bei übermäßigem Schwitzen. Sowohl wässrige und alkoholische Extrakte als auch das ätherische Öl weisen eine antibakterielle Wirkung auf. Einen starken empirischen Hintergrund gibt es für einen antiviralen Effekt von Inhaltsstoffen der Salbeiblätter. Die Wirkung gegen Herpes simplex wurde mittlerweile durch Zellkulturversuche direkt nachgewiesen.

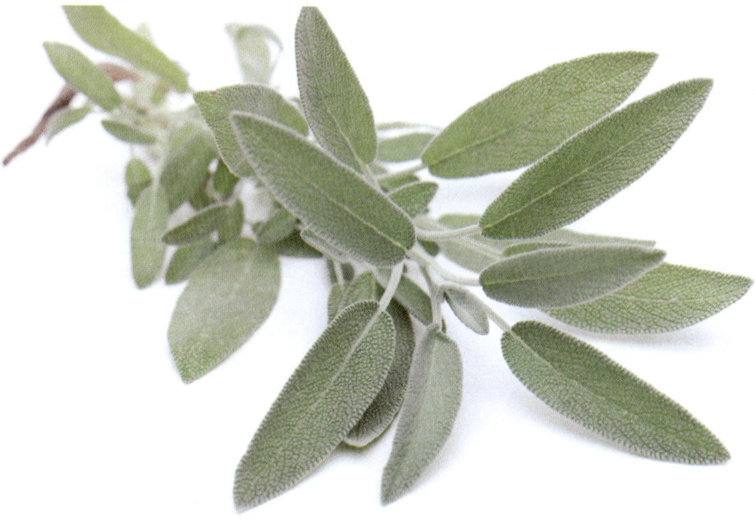

Wässrige und alkoholische Extrakte von Salbei verhindern die Infektion der Zellen durch Herpes-simplex-Viren. Wie Zellkulturversuche gezeigt haben, gilt das für Herpes simplex Typ 1 und für Herpes simplex Typ 2. Der Salbeiextrakt greift offenbar an Viren und an den Zellen an, sodass die Viren nicht mehr Andocken können.

Ein Kombinationspräparat von Salbei und Rharbarber mit wässrigem bzw. alkoholischem Extrakt hat sich in einer klinischen Untersuchung in seiner Wirkung als vergleichbar mit dem Virostatikum Aciclovir erwiesen.

**Präparate:** Fluidextrakt; Cremes mit Salbei und Rhabarber zur Behandlung von Infektionen mit Herpes simplex.

**Verträglichkeit:** Salbei wird zu den Arzneidrogen mit dem geringsten allergenen Potenzial gezählt.

**Anwendung:** Betroffene Stellen mehrmals am Tag bestreichen, am besten mit einem Wattestäbchen und bei Einsetzen der ersten Anzeichen eines Auftretens von Herpes-Bläschen. Bei Bläschen und Entzündungen im Mund können Spülungen mit Salbeitee die Beschwerden lindern.

### In Kürze

- Der wässrige/alkoholische Extrakt aus Salbeiblättern enthält Substanzen, die das Andocken von Herpesviren an Zellen verhindern.
- Die Wirkung ist mit dem Virostatikum Aciclovir vergleichbar.
- Eine möglichst frühe Anwendung der Präparate erhöht die Effektivität der Behandlung.

# Ätherische Öle

**Häufig entfalten ätherische Öle aus Pflanzen eine ausgeprägte antibiotische und antivirale Wirkung. Auch Herpesviren können damit bekämpft werden, wie Daten aus Zellkulturversuchen und klinischen Untersuchungen nahe legen.**

Generell ist bei der Verwendung von Pflanzenextrakten zur Heilung von Krankheiten beziehungsweise Linderung von Beschwerden zu beachten, dass die Herstellung eine große Rolle spielt. Dabei geht es natürlich um die Qualität des Ausgangsmaterials und des Produktionsprozesses an sich, es geht aber auch um das dabei angewendete Verfahren.

Ätherische Öle bestehen aus Mischungen von bis zu einigen hundert Substanzen. Sie werden durch Destillation gewonnen, wobei Inhaltsstoffe, die in der Pflanze selbst nur in geringen Mengen vorliegen, vielfach konzentriert werden.

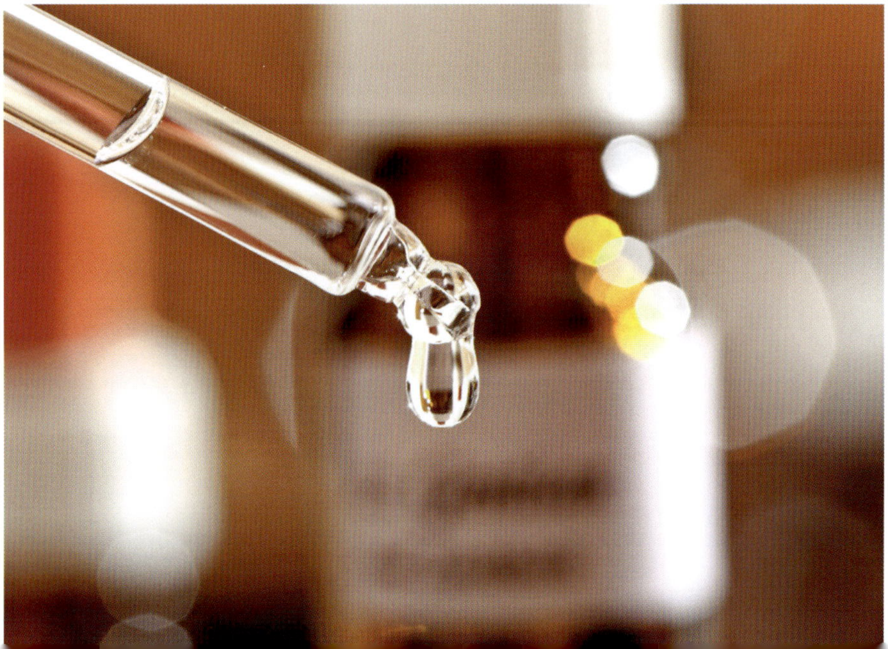

Ätherische Öle können nicht nur eine etwas andere Wirkung entfalten als zum Beispiel wässrige Pflanzenextrakte. Sie können aufgrund der hochkonzentrierten Wirkstoffe eine intensivere Wirkung entfalten. Und sie besitzen in einem meist wesentlich stärkeren Ausmaß das Potenzial, die Haut zu reizen oder allergische Reaktionen hervorzurufen. Das ist vor allem bei der direkten Anwendung ätherischer Öle auf die Haut zu bedenken, insbesondere dann, wenn sie unverdünnt sind.

Die Aromatherapie, so wie wir sie heute kennen, wurde Anfang des 20. Jahrhunderts entwickelt und geht auf französischen Chemiker René-Maurice Gattefossé zurück. In dem Familienbetrieb Gattefossé in Lyon wurden Parfums hergestellt, wobei viel Lavendel verwendet wurde. Bei einer Explosion im Labor erlitt der Chemiker Verbrennungen an Händen und Kopf, die sich bald infizierten. „Nur eine Spülung mit Lavendelöl stoppte die ‚Vergiftung des Gewebes mit Gasen'", schrieb er 1937 in seinem Buch „Aromathérapie" – heute DER Klassiker der modernen Aromatherapie.

Die Wirkung von Duftstoffen kann über zwei Wege und Wirkmechanismen zustande kommen. Über die Rezeptoren in der Riechschleimhaut und entsprechende Veränderungen im Gehirn sind zum Beispiel Veränderungen der Stimmungslage möglich, die sich wiederum auf verschiedene Körperfunktionen auswirken können. Auf diese Weise können Reaktionen auf Stress oder Schmerzen beeinflusst werden, aber auch das Gedächtnis. Aromastoffe können weiters über Haut und Lunge und damit direkt in den Blutkreislauf aufgenommen werden. Schon nach kurzer Zeit sind Wirkstoffe im Blut nachweisbar, von wo sie direkte Wirkungen auf den Organismus entfalten können.

Die Aromatherapie gilt heute auch aus der Sicht der Schulmedizin als anerkannte Zusatzmethode, etwa um Schmerzen zu lindern oder Stimmungen zu verbessern. Es gibt dafür professionelle Ausbildungen, denn viele Duftsubstanzen können in falscher Dosis durchaus nicht harmlose pharmakologische Effekte entfalten. Die richtigen Anwendungstechniken und die exakten Dosierungen sollten daher beachtet werden.

## Ätherische Öle & Herpes

Zahlreichen ätherischen Ölen wird ein antiviraler Effekt zugeschrieben, der in einigen Fällen jenseits von Erfahrungswerten mit wissenschaftlichen Methoden nachgewiesen werden konnte, wobei es sich allerdings meist um Zellkulturversuche handelt. Dass ätherische Öle von Pflanzen eine Wirkung gegen Viren entfalten und im weiteren Sinn „desinfizierend" wirken, verwundert insoferne nicht, als die Abwehr von Schädlingen zu den biologischen Funktionen gehören, die ätherische Öle für Pflanzen erfüllen. Dass sie dabei durchaus „aggressiv" sein können und sollen, gehört dazu.

Eine Stärke pflanzlicher Mittel generell und damit der ätherischen Öle ist die Tatsache, dass sie offenbar auch gegen Virusstämme wirken, die gegen Virostatika resistent sind. Zellkulturversuche mit Melisse zum Beispiel konnten das unter Beweis stellen.

### Verträglichkeit, Anwendung & Qualität

Da ätherische Öle aber ein mehr oder weniger ausgeprägtes Potenzial besitzen, Hautreizungen oder allergische Reaktionen auszulösen, empfiehlt es sich auf jeden Fall, die individuelle Verträglichkeit an der Innenseite der Unterarme zu testen, bevor man das Öl an ohnehin schon durch Herpes lädierten Hautregionen anwendet.

Bei offenen Stellen, und das gilt für die Wunden bei und nach Herpesbläschen ebenso, sollte man mit ätherischen Ölen besonders vorsichtig sein und sie am besten nur in der Umgebung aufbringen.

Ätherische Öle sollen generell nur in geeigneten Verdünnungen angewendet werden. Auch aus diesem Grund empfiehlt sich unbedingt die Rücksprache mit dem betreuenden Arzt beziehungsweise Personen, die eine entsprechende Ausbildung und Erfahrung mit ätherischen Ölen besitzen. Abgesehen davon ist dringend zu empfehlen, beim Kauf auf eine gute Qualität zu achten.

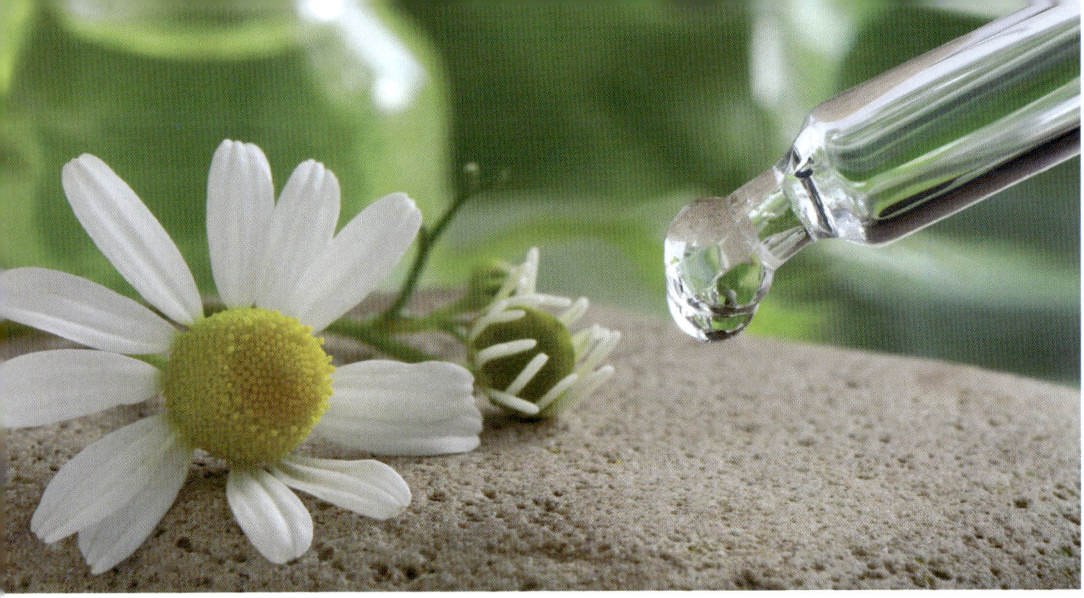

Eine Reihe von ätherischen Ölen wird gegen Herpes eingesetzt. Die Wirkung ist teilweise durch Zellkulturversuche belegt, zum Beispiel bei Melisse, Pfefferminz, Rosmarin, Kamille, Teebaum und Manuka. Das Manukaöl stammt aus dem vor allem in Neuseeland heimischen Manukastrauch (Leptospermum scoparium). Weiters wird das ätherische Öl von Salbei, Eukalyptus und den Blättern des Kampferbaums (Cinnamomum camphora), auch „Ravintsara" genannt, verwendet. Speziell für den Einsatz bei Herpes zoster wird das Öl der Rosengeranie (Pelargonium graveolens) genannt.

## Melisse

Aus Melisse wird ätherisches Öl gewonnen, das aufgrund des geringen Gehalts in der Pflanze entsprechend kostspielig ist. Es werden häufig ätherische Öle unter der Bezeichnung „Melisse" angeboten, die aus anderen Quellen stammen und zum Beispiel Citronellöl (indische Melisse, Lemongrasöl) enthalten. Dieses Öl riecht zwar ähnlich wie das Melissenöl, wird aber aus einer anderen Pflanze, nämlich aus Zitronengras (Cymbopogon), gewonnen.

Das ätherische Öl der Melisse wurde in Zellkulturversuchen auf seine Wirksamkeit gegen Herpesviren (Typ 1 und Typ 2) untersucht. Dabei wurde ein direkter antiviraler Effekt nachgewiesen, der als Bestätigung von Erfahrungsberichten über die positiven Auswirkungen einer Anwendung des ätherischen Öls der Melisse bei Fieberblasen gesehen werden kann. Der Virusbefall der Zellkulturzellen wurde um 97 Prozent reduziert. Es gilt bei allen Herpeserkrankungen als einsetzbar, hat geringes allergenes Potenzial und ist daher gut verträglich. Bei Melisse dürfte die Wirksamkeit wässriger Extrakte stärker sein.

## Salbei

Das ätherische Öl von Salbei wird in der Aromatherapie gegen eine Reihe von Beschwerden und Erkrankungen eingesetzt. Der Einsatz gegen Herpesviren steht dabei nicht im Vordergrund und ist in den offiziellen Indikationsgebieten nicht angeführt. Man geht aber davon aus, dass die antiviralen Eigenschaften im ätherischen Öl gleich wie im wässrigen Extrakt vorhanden sind und dass sie in Substanzen, die sich im ätherischen Öl anreichern, lokalisiert sind. Eine Besonderheit des ätherischen Öls von Salbei ist der unter Umständen hohe Gehalt an Thujon, das bei Aufnahme größerer Mengen giftig ist. Daher sollte nur mildes Salbeiöl verwendet werden – auch Tee oder andere Salbeiprodukte sind nicht für den Dauergebrauch geeignet.

## Teebaum

Das Öl des australischen Teebaums (Melaleucae aetheroleum) hat in der Volksmedizin des fünften Kontinents eine lange Tradition und hat in den vergangenen Jahren auch in Europa große Bekanntheit und Verbreitung erlangt. In Zellkulturversuchen wurde

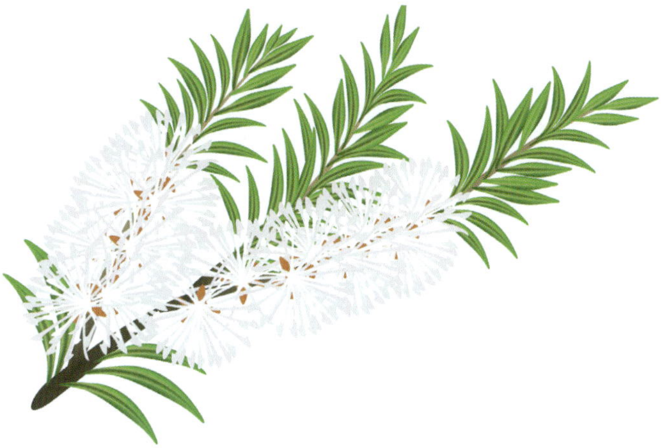

nachgewiesen, dass Teebaumöl eine direkte Wirkung gegen beide Typen von Herpes-simplex-Viren entfaltet. Es gibt einzelne Berichte über die Anwendung von Teebaumöl bei Ausbrüchen von Herpes sowie Daten aus einer klinischen Untersuchung, die einen Nutzen in der Behandlung belegen.

Bei der Anwendung von Teebaumöl ist sein allergisches Potenzial zu beachten, ebenso der Umstand, dass es einen austrocknenden Effekt besitzt. Das Öl oxidiert leicht, wobei weitere Substanzen entstehen, die die Haut reizen können. Daher sollte das Öl nach dem Öffnen gut vor Licht und Luftsauerstoff geschützt und nicht zu lange aufbewahrt werden.

**Präparate:** Ätherische Öle sind meist in Fläschchen aus dunklem Glas abgefüllt, idealerweise sind sie mit einem Tropfer zur Entnahme des Öls ausgestattet.

**Verträglichkeit:** Um die Verträglichkeit zu testen, empfiehlt es sich, vor der ersten Anwendung eine kleine Menge auf die Innenseite der Unterarme aufzutragen.

**Anwendung:** Um eine lokale Wirkung gegen Herpes zu erzielen, wird das ätherische Öl am besten mit einem Wattestäbchen mehrmals am Tag auf die betroffenen Stellen beziehungsweise Bläschen aufgetragen.

### In Kürze

- Ätherische Öle aus Pflanzen entfalten häufig eine antibakterielle und antivirale Wirkung, dabei spielt die Qualität der Präparate eine besonders große Rolle.
- In einigen Fällen wurde die Wirkung gegen Herpesviren in Zellkulturversuchen nachgewiesen.
- Eine möglichst frühe Anwendung der Präparate erhöht die Effektivität der Behandlung.

# Akupunktur

**Die genau definierten Akupunkturpunkte werden in der Traditionellen Chinesischen Medizin (TCM) zweifach genutzt – zur Diagnostik und zur Therapie. Innere Störungen zeigen sich an bestimmten Punkten, von denen aus wiederum innere Störungen oder Schmerzen behandelt werden können.**

Die Akupunktur ist Teil der Traditionellen Chinesischen Medizin (TCM) und zählt zu den anerkannten Therapieformen in der heutigen Medizin. Sie beruht auf demselben Prinzip wie die Akupressur und die Moxibustion. Es gibt heute eine Reihe weiterer Verfahren wie etwa die Laser-Akupunktur, deren Wirkung letztlich auf einer Reizung von Akupunktur-Punkten beruht. Die in der Folge angeführten Prinzipien gelten für diese Therapieformen gleichermaßen.

In der klassischen Körperakupunktur der TCM werden mehrere hundert Punkte unterschieden, die durch Meridiane beziehungsweise Energiebahnen verbunden sind. Es gibt 12 Hauptmeridiane, die auf beiden Körperseiten angeordnet sind. Gesundheit ist nur dann möglich und zu erhalten, wenn Energie beständig entlang dieser Meridiane fließt. Das „Qi" stellt die Basis der Lebensvorgänge dar. Anspannung, Überlastung und Stress können den Energiefluss behindern und damit das Qi verringern. Behandelt wird nach einer energetischen Diagnose.

Die Akupunktur ist wie die Homöopathie oder die Neuraltherapie den Regulationstherapien zuzuordnen. Somit kann die Akupunktur nur dann sinnvoll eingesetzt werden, wenn die Strukturen des Körpers – zumindest weitgehend – intakt sind. Damit sind funktionelle Erkrankungen oder Befindlichkeitsstörungen, die sich nicht in einem pathologischen Befund manifestieren, eine Domäne der Akupunktur. Dazu gehören zahlreiche psychosomatische Erkrankungen, aber auch

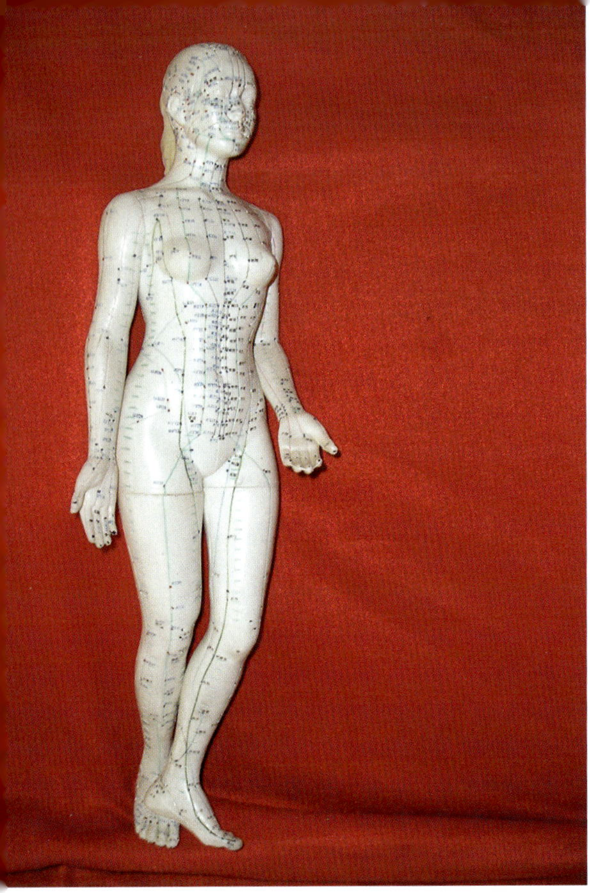

der riesige Bereich der Schmerztherapie. Dabei ist die Akupunktur – ebenso wenig wie die Homöopathie oder die Neuraltherapie – keineswegs eine „letzte Möglichkeit", wenn alle schulmedizinischen Behandlungsansätze erfolglos geblieben sind. Es hat sich vielfach gezeigt, dass der ergänzende Einsatz von Akupunktur in der Schmerztherapie, und das gilt für alle Erscheinungsformen von Herpes zoster wie Gürtelrose oder Gesichtsrose, den Einsatz von Medikamenten zu reduzieren vermag. Wie bei den anderen Regulationstherapien kann es in der Anfangsphase einer Behandlung mit Akupunktur oder Akupressur zu einer vorübergehenden Verstärkung der Beschwerden kommen.

Moxibustion, Laserakupunktur oder Akupressur sind Teilbereiche der Akupunktur, die denselben Prinzipien folgen. Das gilt bis zu einem gewissen Grad auch für die Akupunkt-Massage nach Penzel, die vor rund 60 Jahren vom deutschen Masseur Willy Penzel entwickelt wurde, der Elemente der Neuraltherapie und Chirotherapie einfließen ließ. Die Akupunktmassage nach Penzel stellt demnach ein eigenständiges Verfahren dar, das sich in einigen Aspekten abhebt.

# Homöopathie

**Die Österreichische Gesellschaft für Homöopathie definiert diese als eine ärztliche Therapieform mit Einzelarzneien, die am gesunden Menschen geprüft sind und in potenzierter Form nach dem Ähnlichkeitsgesetz verordnet werden. Begründet wurde die Homöopathie vor rund 200 Jahren durch Samuel Hahnemann.**

Die Homöopathie ist eine (von der Österreichischen Ärztekammer) anerkannte ärztliche Therapiemethode, deren Grundprinzip das Ähnlichkeitsgesetz – „Ähnliches wird durch Ähnliches geheilt" – ist. Es handelt sich dabei um eine Regulationstherapie, bei der die natürlichen Funktionen der Selbstheilung („Selbstheilungskraft") angeregt und der Organismus bei der Heilung oder Linderung der Beschwerden unterstützt wird.

In der Homöopathie werden Arzneimittel verordnet, deren Wirkungen am Gesunden möglichst genau den Symptomen des Kranken entsprechen. Diese „homöopathischen Arzneimittel" wurden an gesunden Freiwilligen geprüft, um herauszufinden, welche regulativen Wirkungen diese Arzneimittel auf den Menschen haben. Am Kranken angewandt, regen die zum individuellen Krankheitszustand passenden Arzneimittel („Simile") das Regulationssystem zur Überwindung der Störung an.

Beim therapeutischen Einsatz homöopathischer Präparate kann es zu einer anfänglichen Verschlimmerung der Symptome kommen, die aber nur kurz anhalten darf. Nach ärztlichen Standards müssen homöopathische Arzneimittel in der Behandlung von Kranken eine ähnliche Erfolgsquote bringen wie die konventionelle Therapie.

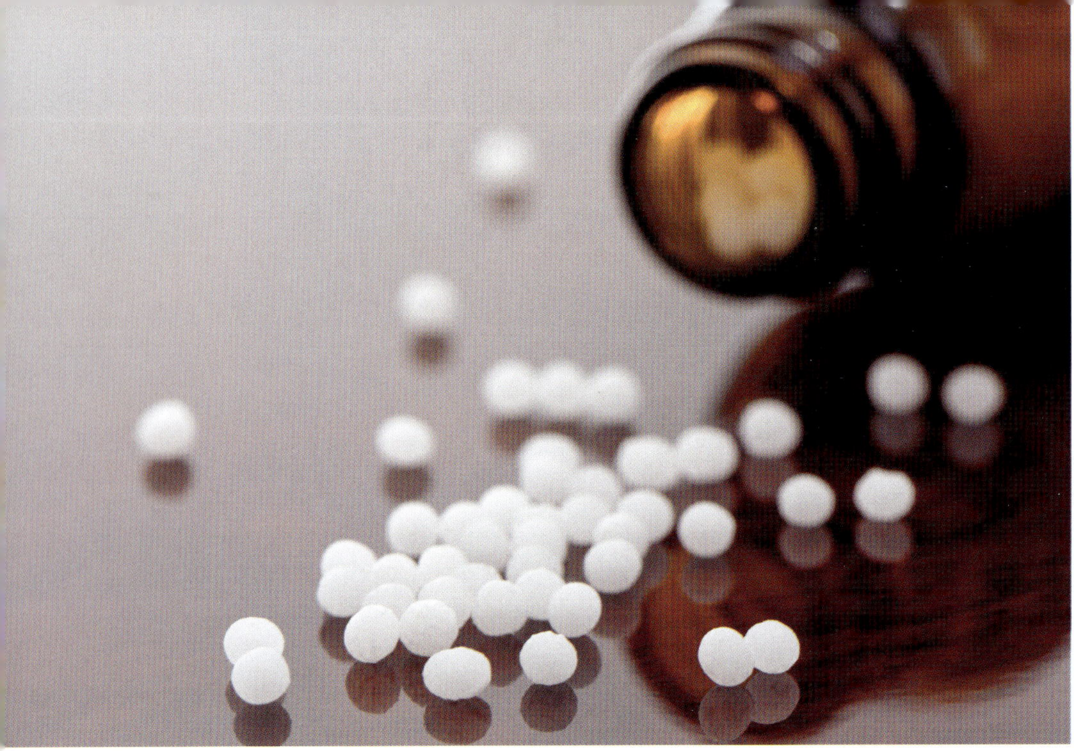

Jene homöopathischen Arzneimittel, die sich bei bestimmten Erkrankungen oder Beschwerden in der klinischen Praxis bewähren, werden als „bewährte Indikationen" bezeichnet. Dazu gehören homöopathische Arzneimittel, die bei Infektionen mit Herpesviren eingesetzt werden.

Dabei stehen Mittel zur Wahl, die auf eine regulative Stärkung des Immunsystems abzielen und damit zur Vorbeugung von Rezidiven eingesetzt werden. Es stehen aber auch Mittel zur Verfügung, die zu einer Linderung der Symptome und Beschwerden bei akuter Herpesinfektion wie Lippenherpes oder Gürtelrose beitragen können.

- Herpes simplex Nosode C30: Nosode (aus Herpes-Viren hergestelltes homöopathisches Arzneimittel) zur Immunstimulierung.
- Dulcamara D6 (Bittersüß): Wenn Bläschen vor der Monatsblutung oder nach einer Erkältung auftreten; Nässe oder Kälte verschlimmern die Beschwerden.
- Rhus toxicodendron C30 (Giftsumach): Bei brennenden, juckenden und sehr schmerzhaften Bläschen; Auftreten als Folge von Überanstrengung oder Unterkühlung.
- Natrium muriaticum C30 (Kochsalz): Bei Bläschen besonders um den Mund; bei Schwächung der Regulationsmechanismen durch Sonne, Hitze, Kummer, Sorgen und Kränkungen.
- Mercurius solubilis Hahnemanni D12 (Quecksilber): Stechende und brennende Schmerzen; klebrige Schweiße; die Bläschen werden gelblich, eitrig und verkrusten.
- Mezereum D12 (Seidelbast): Gürtelrose mit brennenden, reißenden Schmerzen; schlimmer bei Berührung, Wasseranwendung, Kälte und Bettwärme; kann bei Neuralgien nach Zoster-Infektion angewandt werden.

# Lasertherapie

**Laserlicht kann je nach Intensität und Wellenlänge in der Medizin zu verschiedenen Zwecken eingesetzt werden. Von medizinischen Experten angewandt eignet sich der Softlaser zum Beispiel zur unterstützenden Behandlung von Hauterkrankungen.**

Zur unterstützenden Behandlung von Hauterkrankungen wie Psoriasis, von Wundheilungsstörungen oder in der Schmerztherapie kann die Softlaser-Therapie beziehungsweise Low-Level-Lasertherapie als etablierte Methode betrachtet werden. Seit längerem wird die Lasertherapie auch auf ihre Wirksamkeit im Hinblick auf Herpes simplex untersucht.

So haben unter anderen österreichische Wissenschafter eine Studie publiziert, der zufolge eine Lasertherapie die Häufigkeit des Auftretens von Fieberblasen senken kann. An der Studie haben Personen teilgenommen, die zumindest einmal im Monat unter Fieberblasen litten und eine erfolglose Therapie mit Virostatika hinter sich hatten. Die Studienteilnehmer wurden in zwei Gruppen eingeteilt, die eine Gruppe wurde mit dem Softlaser behandelt, die andere nur zum Schein. Die Lasertherapie wurde zehn Tag lang in der symptomfreien Zeit durchgeführt, die Behandlung bestand aus einer zehnminütigen Bestrahlung mit einer Wellenlänge von 690 nm und 80 mW pro $cm^2$. Bei den Teilnehmern ohne Lasertherapie betrug der durchschnittliche Zeitraum zwischen dem Auftreten von Fieberblasen 3 Wochen. Mit Laser-Therapie waren es 37,5 Wochen.

Kürzlich wurden Daten aus einer anderen, über 5 Jahre laufenden Studie zur Softlaser-Therapie veröffentlicht, denen zufolge nicht nur die Häufigkeit von Fieberblasen, sondern auch die Intensität der Beschwerden verringert werden kann.

Es gibt Hinweise, dass bei Genitalherpes ebenfalls eine, zwar geringere, positive Wirkung erzielt werden kann.

Alles in allem ist die Lasertherapie zur Behandlung und Vorbeugung von Herpes-simplex-Infektionen unter wissenschaftlichen und medizinischen Experten umstritten. Zurückgeführt wird die Wirkung des langwelligen Lichts jedenfalls auf eine Unterstützung des Immunsystems über die Aktivierung weißer Blutkörperchen. Isolierte Viruspartikel werden durch das bei Softlasern verwendete Laser-Licht offenbar nicht beeinträchtigt.

Eine Lasertherapie zur Behandlung von Fieberblasen wird von verschiedenen professionellen Instituten angeboten. Es empfiehlt sich, auf einen seriösen und medizinischen Hintergrund zu achten.

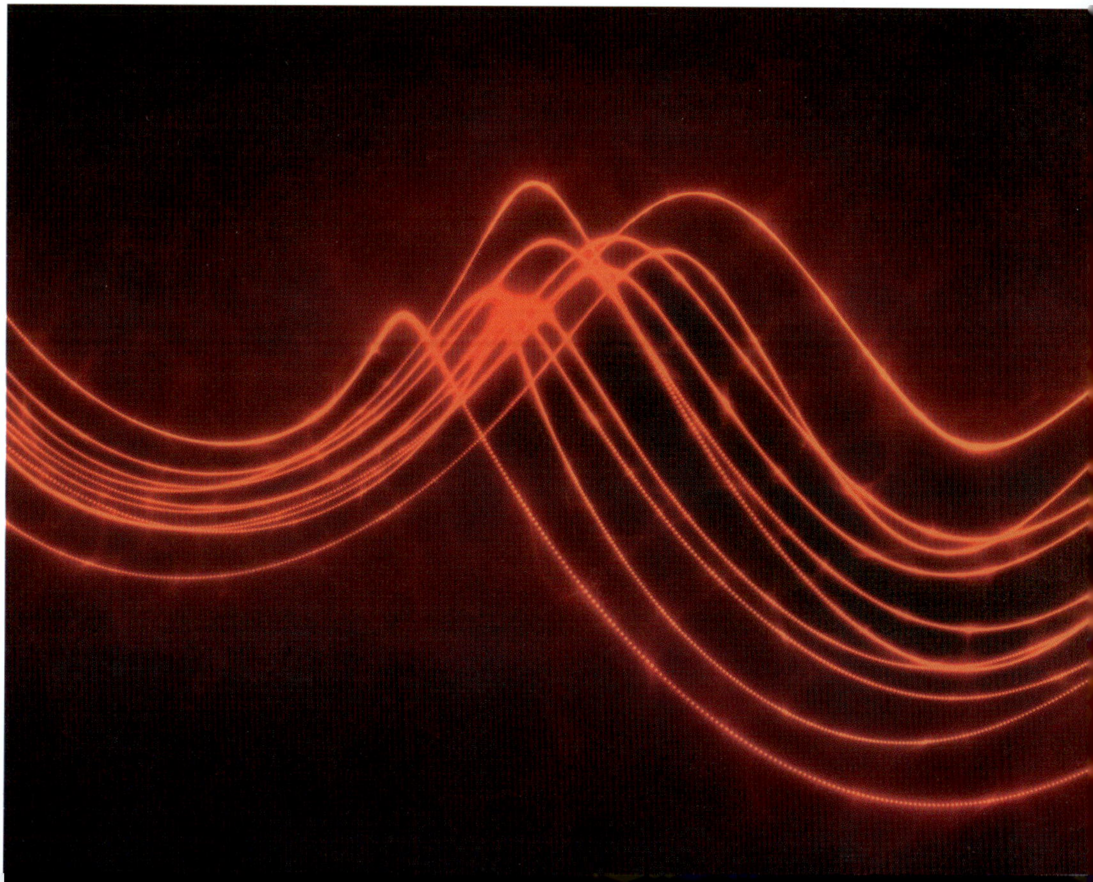

# Hypnose

**Die Methoden der klinischen Hypnose können dazu beitragen, die Häufigkeit und Schwere von Herpes-simplex-Ausbrüchen zu verringern. Sie können eine wirkungsvolle Unterstützung der Schmerztherapie bei Herpes zoster im akuten Stadium oder bei einer Post-Zoster-Neuralgie sein.**

Hypnosetechniken gehören zu den ältesten Methoden, um Heilung oder Linderung von Krankheiten und Beschwerden zu erzielen. Vor allem, wenn es darum geht, Schmerzen zu lindern und Angst zu lösen, können Hypnosetechniken auf beachtliche Erfolge verweisen. Hypnose ist durch zwei wesentliche Dinge gekennzeichnet – Trance und Suggestion.

Auch im Rahmen der modernen Medizin wird Hypnose eingesetzt, und das in zunehmendem Ausmaß. Mittlerweile gibt es spezielle Ausbildungen in medizinischer Hypnose für Ärzte und Psychologen. Nicht wenige Zahnärzte bieten eine derartige Unterstützung an. In der Dermatologie gibt es Berichte über Erfolge bei zahlreichen Erkrankungen, unter anderem Herpes. Das betrifft sowohl Häufigkeit und Schwere von Herpes-simplex-Ausbrüchen als auch die akuten Schmerzen bei Herpes zoster sowie Post-Zoster-Neuralgien.

Die spezifische und geeignete Hypnosetherapie ist vom Entwicklungsstadium der Herpesinfektion abhängig. Bei akuten Schmerzen sind andere Techniken sinnvoll als bei chronischen Schmerzen, es empfiehlt sich daher, einen in der klinischen Hypnose ausgebildeten Arzt oder Therapeuten zu konsultieren – insbesondere im Hinblick darauf, dass eine umfassende medizinische Abklärung eine Voraussetzung für eine wirksame und gute Schmerztherapie ist.

Nach einzelnen Berichten, dass eine Hypnosetherapie auch die Häufigkeit und Schwere von Herpes-simplex-Ausbrüchen – insbesondere Fieberblasen – zu reduzieren vermag, wurde vor einigen Jahren an der Universität Tübingen eine Pilotstudie publiziert, die einen derartigen Effekt zu bestätigen vermag. Dabei wurden Patienten, die häufig unter Herpesausbrüchen im Gesicht leiden, mit einem spezifischen Hypnoseprogramm behandelt. Die Patienten lernten, bei den ersten Anzeichen eines Ausbruchs bestimmte Autosuggestionstechniken anzuwenden. Alles in allem hat diese Pilotstudie ergeben, dass es bei Anwendung von Hypnosetechniken zu einer leichten Besserung bei der Häufigkeit der Ausbrüche von Herpes simplex kommt („nahezu signifikant“) und zu einer deutlichen Besserung bei der Krankheitsintensität („signifikant“).

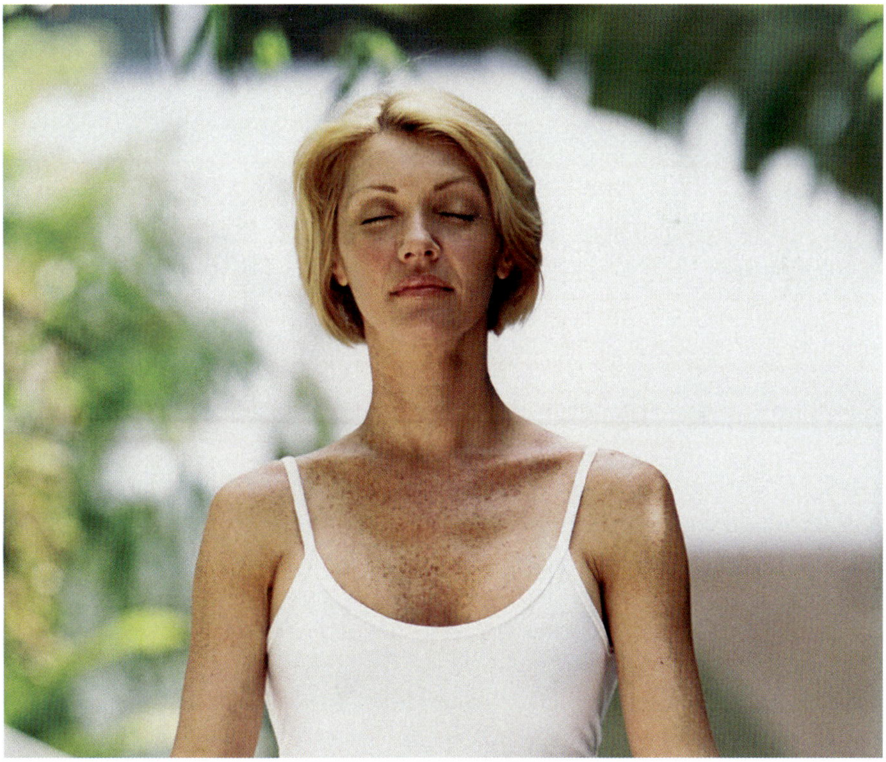

# Diagnose

**Die größte Bedeutung in der Diagnose von Herpesinfektionen hat die Beurteilung der Symptome durch den behandelnden Arzt. In manchen Fällen ist eine weitere Analyse von Gewebeproben oder Körperflüssigkeiten mittels labordiagnostischer Methoden sinnvoll.**

Aufgrund des meist charakteristischen Erscheinungsbildes genügt eine klinische Diagnose durch den Arzt, um die Symptome einer Herpesinfektion zuzuordnen und eine adäquate Behandlung einzuleiten. Es gibt mehrere Diagnosemethoden, die auf strukturellen, biochemischen oder serologischen Eigenschaften der Viren beruhen und eine weiterführende Diagnostik erlauben. Zum Einsatz kommen diese Methoden vor allem bei Vorliegen spezieller Fragestellungen, etwa wenn während einer Schwangerschaft oder bei einem Neugeborenen der Verdacht auf Herpesinfektionen besteht. Weiters weisen Patienten mit schweren Beeinträchtigungen des Immunsystems oft atypische Verläufe von Herpesinfektionen auf, oder es besteht der Verdacht, dass nur innere Organe befallen sein könnten. Eine weiterführende Diagnostik ist auch bei Verdacht auf einen Befall von Gehirnhäuten oder gar Gehirn notwendig.

Die wichtigsten labordiagnostischen Methoden im Gesundheitsbereich zum Nachweis und zur Identifizierung von Herpesviren sind Tzanck-Text, Immunofluoreszenz und PCR. Serologische Tests sind nur für den Nachweis von Primärinfektionen sinnvoll und in der Praxis daher wenig eingesetzt, die Isolierung von Viruspartikeln hat praktisch nur in der wissenschaftlichen Forschung Bedeutung.

## Tzanck-Test

Dabei werden charakteristische Veränderungen in Hautzellen nachgewiesen. Allerdings kann damit nicht zwischen Herpes simplex und Varicella zoster differenziert werden.
**Vorgangsweise:** Eine kleine Gewebsprobe aus den Bläschen wird auf einen Objektträger aufgebracht, gefärbt und im Lichtmikroskop untersucht. Bei einem Befall mit Herpesviren zeigen sich sogenannte Riesenzellen, die aufgrund der Einwirkungen des Virus mehrere Zellkerne ausgebildet haben.

## Immunofluoreszenz

Dabei werden Antigene der Viren nachgewiesen – also jene Moleküle, die von extra zu diagnostischen Zwecken hergestellten monoklonalen Antikörpern gebunden werden.
**Vorgangsweise:** Eine kleine Gewebsprobe oder zellreiche Körperflüssigkeit wird auf einen Objektträger aufgebracht, mit den mit Fluoreszenzfarbstoff gekoppelten Antikörpern versetzt und im Fluoreszenzmikroskop untersucht. Sind Viren bzw. Teile davon vorhanden, leuchten sie auf.

## PCR – Polymerase-Kettenreaktion

Dieser Test ist sehr sensitiv und spezifisch. Damit kann genetisches Material der Viren (DNA) aus Gewebe oder aus Flüssigkeiten wie Blut, Fruchtwasser oder Liquor nachgewiesen werden.

Vorgangsweise: Bestimmte Abschnitte aus der DNA von Herpesviren werden direkt und gezielt vervielfältigt. Kleinste Mengen reichen als Ausgangsmaterial, denn die DNA wird millionenfach kopiert. Sichtbar gemacht und damit nachgewiesen wird sie mittels Gelektrophorese.

# Virostatika

Eine umfassende Liste der handelsüblichen Präparate aller in diesem Buch angeführten Wirkstoffe würde den Rahmen sprengen. Herausgegriffen werden hier lediglich Virostatika. Welches Präparat im Einzelfall am besten geeignet ist – und bei Tabletten in welcher Konzentration –, muss nach Abwägen der individuellen Voraussetzungen durch den betreuenden Arzt entschieden werden. Dabei wird auch auf mögliche Neben- und Wechselwirkungen eingegangen, die hier aus Platzgründen ebenfalls nicht angeführt werden können. Die Wirkstoffe Aciclovir, Brivudin, Famciclovir und Valaciclovir (in alphabetischer Reihenfolge) werden von verschiedenen Herstellern angeboten. Originalpräparate sind hervorgehoben.

**Aciclovir:** Aciclobene „ratiopharm" Fieberblasencreme, Aciclobene Tabletten, Aciclostad Fieberblasencreme, Aciclostad Tabletten, Aciclovir "1A Pharma" Creme, Aciclovir "1A Pharma" Tabletten, Aciclovir "Genericon" Creme, Aciclovir "Genericon" Filmtabletten, Activir Fieberblasencreme, Herpomed Creme, Viromed Tabletten, Xorox Augensalbe, **Zovirax** Augensalbe, **Zovirax** Creme, **Zovirax** Filmtabletten, **Zovirax** Saft.

**Brivudin:** Mevir Tabletten, Zostex Tabletten.

**Famciclovir:** Famciclovir Actavis Filmtabletten, **Famvir** Filmtabletten.

**Valaciclovir:** Valaciclovir „Arcana" Filmtabletten, Valaciclovir „Bluefish" Filmtabletten, Valaciclovir „Pfizer" Filmtabletten, Valaciclovir „Sandoz" Filmtabletten, Valaciclovir „Stada" Filmtabletten, Valtrex Filmtabletten, Viropel Filmtabletten.

# Anlaufstellen & weitere Informationen

Landesärztekammern (www.aekwien.at, www.arztnoe.at, www.aekooe.or.at, www.aeksbg.at, www.aektirol.at, www.aekvbg.or.at, www.aekktn.at, www.aekstmk.or.at, www.aekbgld.at): Suche nach Fachärzten je nach Beschwerden.

Ärzte mit dem Zusatzdiplom für Akupunktur, Homöopathie, Neuraltherapie, Phytotherapie oder Spezielle Schmerztherapie: Über die Homepage der jeweiligen Landesärztekammer.

Österreichische Schmerzgesellschaft (www.oesg.at): Arztsuche, spezialisierte Zentren.

Österreichische Akademie für Ganzheitsmedizin (www.gamed.or.at): Informationen und Veranstaltungen zur Ganzheitsmedizin.

Österreichische Apothekerkammer (www.apotheker.at): Umfangreiche Sammlung von Arzneimittelverzeichnissen und Pharmazie-Datenbanken.

Österreichische Agentur für Gesundheit und Ernährungssicherheit GmbH AGES (www.ages.at): Informationen zu Arzneimitteln und Nahrungsergänzungsmitteln.

Österreichische Gesellschaft für Phytotherapie (www.phytotherapie.at): Umfangreiche Informationen zur Phytotherapie.

Österreichischer Phytokodex (www.kup.at/db/phytokodex): Arzneipflanzen-Monographie und Spezialitätenverzeichnis Österreichs.

Österreichische Gesellschaft für wissenschaftliche Hypnose (www.oegwh.at), Österreichische Gesellschaft für ärztliche und zahnärztliche Hypnose (www.oegzh.at): Informationen zur ärztlichen Hypnose und Arztsuche österreichweit.

# Literatur


Kayser FH, Böttger EC, Zinkernagel RM et al. (Hrsg.). Medizinische Mikrobiologie (12. Auflage). Thieme, Stuttgart, 2010

Wolff K, Johnson R. Fitzpatrick's Color Atlas and Synopsis of Clinical Dermatology. McGraw-Hill, New York, 2009

Brinkmeier T. Springer Kompendium Dermatologie. Springer, 2005

Röcken M, Schaller M, Sattler E et al. Taschenatlas Dermatologie. Thieme, Stuttgart, 2010

Arvin A, Campadelli-Fiume G, Mocarski E et al. (Hrsg.). Human Herpesviruses: Biology, Therapy, and Immunoprophylaxis. Cambridge University Press, 2007

Bologna JL, Jorizzo JL, Rapini RP. Dermatology. Mosby, 2003

Pizzorno JE, Murray MT (Hrsg.). Textbook of Natural Medicine (3. Auflage). Churchill Livingstone, 2005

Annunziato PW, Gershon A. Herpes simplex virus infections. Pediatr Rev 1996; 17:415-423

Reichling J, Patz B, Schnitzler P. Virusinfektionen mit rezidivierenden Attacken. Pharmazeutische Zeitung 2003;24:16-22

Xu F, Sternberg MR, Kottiri BJ et al. Trends in herpes simplex virus type 1 and type 2 seroprevalence in the United States. JAMA 2006;296:964-973

Roberts CM, Pfister JR, Spear SJ. Increasing proportion of herpes simplex virus type 1 as a cause of genital herpes infection in college students. Sex Trans Dis 2003;30:797-800

Roberts C. Genital herpes in young adults: changing sexual behaviours, epidemiology and management. Herpes 2005;12:10-14

Engelberg R, Carrell D, Krantz E et al. Natural history of genital herpes simplex virus type 1 infection. Sex Transm Dis 2003;30:174-177

Biesalski HK, Grimm P. Taschenatlas Ernährung (4. Auflage). Thieme, 2007

Rabady S, Rebhandl E, Sönnichsen A, Kunnamo I. EbM-Guidelines: Evidenzbasierte Medizin für Klinik & Praxis (5. Auflage). Verlagshaus der Ärzte, Wien, 2010

Geusau A, Tschachler E. Herpes genitalis bei immunkompetenten Patienten. Folia chemotherapeutica austriaca, Antibiotika Monitor, 1995;1/2:2-12

Centers for Disease Control and Prevention (CDC). Seroprevalence of herpes simplex virus type 2 among persons aged 14-49 years – United States, 2005-2008. MMWR Morb Mortal Wkly Rep 2010;59:456-459

Johnston C, Koelle DM, Wald A. HSV-2: in pursuit of a vaccine. J Clin Invest 2011;121:4600-4609

Hook EW, Leone P. Time to translate new knowledge into practice: a call for a national genital herpes control program. J Infect Dis 2006;194:6-7

Wald A, Langenberg AG, Krantz E et al. The relationship between condom use and herpes simplex virus acquisition. Ann Intern Med 2005;143:707-713

Sauerbrei A, Wutzler B. Varicella-Zoster-Virus-Infektionen: Aktuelle Prophylaxe und Therapie (2. Auflage). UNI-MED, Bremen, 2007

Bruxelle J, Pinchinat S. Effectiveness of antiviral treatment on acute phase of herpes zoster and development of post herpetic neuralgia: Review of international publications. Med Mal Infect 2012;42:53-58

Khaliq W, Alam S, Puri NK. Topical lidocaine for the treatment of postherpetic neuralgia. Cochrane Database of Systematic Reviews 2007, Issue 2. Art. No.: CD004846. DOI: 10.1002/14651858.CD004846.pub2

Nikkels AF, Pièrard GE. Treatment of mucocutaneous presentations of herpes simplex virus infections. Am J Clin Dermatol 2002;3:475-487

Turbeville SD, Cowan LD Greenfield RA. Infectious disease outbreaks in competitive sports: a review of the literature. Am J Sports Med 2006;34:1860-1865

Teng CC. Images in clinical medicine. Corneal dendritic ulcer from herpes simplex virus infection. N Engl J Med 2008;359:e22

Gaynor BD, Wade NK, Cunningham ET. Herpes simplex virus type 1 associated acute retinal necrosis following encephalitis. Retina 2001;21:688-690

Marculescu R, Richter L, Rappersberger K. Infections with herpes simplex and varicella-zoster viruses during pregnancy. Hautarzt 2006;57:207-212,214-216

Hollier LM, Wendel GD. Third trimester antiviral prophylaxis for preventing maternal genital herpes simplex virus (HSV) recurrences and neonatal infection. Cochrane Database of Systematic Reviews 2008, Issue 1. Art. No.: CD004946. DOI: 10.1002/14651858. CD004946.pub2

medis® Medikamenten-Informations-System für Ärzte, Spitäler und medizinische Institutionen, www.medis.at

Löffler G. Basiswissen Biochemie mit Pathobiochemie (6. Auflage). Springer, 2004

Ternes W, Täufel A, Tunger L et al. (Hrsg.). Lexikon der Lebensmittel und der Lebensmittelchemie. Wissenschaftliche Verlagsgesellschaft mbH, Stuttgart, 2007

Ammon HPT (Hrsg.). Hunnius Pharmazeutisches Wörterbuch. De Gruyter, 2010

Burgerstein L, Zimmermann MB, Schurgast H et al. Burgersteins Handbuch Nährstoffe. Haug Sachbuchverlag, 2007

European Food Information Council EUFIC. Zinc – a supernutrient? Food today 2008;05

Cunningham JJ, Fu A, Mearkle PL et al. Hyperzincuria in individuals with insulin-dependent diabetes mellitus: concurrent zinc status and the effect of high-dose zinc supplementation. Metabolism 1994; 43:1558-1562

Caruso TJ, Prober CG, Gwaltney JM. Treatment of naturally acquired common colds with zinc: a structured review. Clin Infect Dis 2007;45:569-574

Singh M, Das RR. Zinc for the common cold (Review). The Cochrane Library 2011, Issue 2

Lansdown AB, Mirastschijski U, Stubbs N et al. Zinc in wound healing: theoretical, experimental, and clinical aspects. Wound Repair Regen 2007;15:2-16

Mocchegiani E, Romeo J, Malavolta M et al. Zinc: dietary intake and impact of supplementation on immune function in elderly. Age (Dordr) 1012; Jan 6 (Epub ahead of print)

European Food Information Council EUFIC. Selen in der Ernährung. Food today 2008;05

Kiremidjian-Schumacher L, Roy M, Wishe HI et al. Supplementation with selenium and human immune cell functions. II. Effect on cytotoxic lymphocytes and natural killer cells. Biol Trace Elem Res 1994;41:115-127

Tomé D, Bos C. Lysine Requirement through the Human Life Cycle. J Nutr 2007;137 (Suppl 2):1642S-1645S

Monograph: L-Lysine. Alt Med Rev 2007;12:169-172

Gaby AR. Natural Remedies for Herpes simplex. Alt Med Rev 2006;11:93-101

St Pierre SA, Bartlett BL, Schlosser BJ. Practical Management Measures for Patients with Recurrent Herpes Labialis. Skin Therapy Lett 2009;14:1-3

Schmidt E, Schmidt N. Leitfaden Mikronährstoffe – Orthomolekulare Prävention und Therapie. Urban & Fischer, 2004

Länger R, Kubelka W. Phytokodex – Pflanzliche Arzneispezialitäten in Österreich. Verlagshaus der Ärzte – Krause & Pachernegg GmbH, 2001/2002; http://www.kup.at/db/phytokodex/

Wichtl M (Hrsg.). Teedrogen und Phytopharmaka. Ein Handbuch für die Praxis auf wissenschaftlicher Grundlage. Wissenschaftliche Verlagsgesellschaft, 2009

Blaschek W, Ebel S, Hackenthal E et al. (Hrsgb.). HagerROM 2006. Hagers Handbuch der Drogen und Arzneistoffe. CD-ROM. Springer, 2006

Wagner H. Arzneidrogen und ihre Inhaltsstoffe (6. Auflage). Wissenschaftliche Verlagsgesellschaft mbH, 1999

Nolkemper S, Reichling J, Stintzing FC et al. Antiviral effect of aqueous extracts from species of the Lamiaceae family against Herpes simplex virus type 1 and type 2 in vitro. Planta Med 2006;72:1378-1382

Mazzanti G, Battinelli L, Pompeo C et al. Inhibitory activity of Melissa officinalis L. extract on Herpes simplex virus type 2 replication. Nat Prod Res 2008;22:1433-1440

Schnitzler P, Nolkemper S, Stintzing FC et al. Comparative in vitro study on the anti-herpetic effect of phytochemically characterized aqueous and ethanolic extracts of Salvia officinalis grown at two different locations. Phytomedicine 2008;15:62-70

Saller R, Büechi S, Meyrat R et al. Combined herbal preparation for topical treatment of Herpes labialis. Forsch Komplementärmed Klass Naturheilkd 2001;6:373-82

Wabner D, Beier C (Hrsg.). Aromatherapie – Grundlagen Wirkprinzipien Praxis. Urban & Fischer, 2011

Gruber K, Franz M. Gerüche. Der sechste Sinn. Verlagshaus der Ärzte, Wien, 2010

Zimmermann E. Aromatherapie für Pflege- und Heilberufe. Kursbuch für Ausbildung und Praxis (4. Auflage). Sonntag Verlag, Stuttgart, 2011

Schnitzler P, Reichling J. Efficacy of plant products against herpetic infektions. HNO 2011;59:1176-1184

Schnitzler P, Schuhmacher A, Astani A et al. Melissa officinalis oil affects infectivity of enveloped herpesviruses. Phytomedicine 2008;15:734-740

Carson CF, Ashton L, Dry L et al. Melaleuca alternifolia (tea tree) oil gel (6%) fort he treatment of recurrent herpes labialis. J Antimicrob Chemother 2001;48:450-451

Stossier H (Hrsg.). Ganzheitlich behandeln. Komplementärmedizinische Methoden und ihre Indikationen. Verlagshaus der Ärzte, Wien, 2003

Kubiena G. Akupunktur Akupressur. Chancen & Grenzen. Verlagshaus der Ärzte, Wien, 2005

Schindl A, Neumann R. Low-Intensity Laser Therapy is an Effective Treatment for Recurrent Herpes Simplex Infection. Results from a Randomized Double-Blind Placebo-Controlles Study. J Invest Dermatol 1999;113:221-223

# Register

## Bildnachweis

Archiv: 28, 29, 67, 98
Beigestellt: U4 (2 x)
Fotolia: 8 (jscreationzs), 10 (Kirsty Pargeter), 20 (Dmitry Naumov), 25 (Kallistos), 38 (WavebreakMediaMicro), 41 (d-jukic), 43 (TwilightArtPictures), 57 (somenski), 60 (Papirazzi), 69 (Elena Moiseeva), 75 (Vladyslav Bashutskyy), 80 (Stefan Körber), 83 (by-studio), 85 (Dron), 88, 91 (www.fzd.it), 103 (francirilla88), 106 (Sebastian Kaulitzki), 113 (Le Do), 115 (teine), 117 (unpict), 122 (Floydine), 123 (spline_x), 131 (vege)
Hahsler Lisa: 13, 16
Imagesource: 33, 55, 100, 133
Krankenhaus Hietzing: 17, 64
Kubiena: 126
MEV: 119, 128
PhotoAlto: 22, 30, 32, 52, 72, 77, 78, 110
PhotoDisc: 14, 42, 47, 104
ZenShui: 48